Arbeiten zur Theorie und Praxis der Rehabilitation in Medizin Psychologie und Sonderpädagogik

Herausgegeben von Professor Dr. med. Andreas Rett, Wien

Band 26

Andreas Rett
Friederike Grasemann
Albertine Wesecky

Musiktherapie für Behinderte

Sopäd I, 134, 82

Andreas Rett
Prof. Dr. med.

Friederike Grasemann
Dr. phil.

Albertine Wesecky
Prof. h. c.

Musiktherapie für Behinderte

Verlag Hans Huber Bern Stuttgart Wien

CIP-Kurztitelaufnahme der Deutschen Bibliothek

Rett, Andreas:
Musiktherapie für Behinderte / Andreas Rett;
Friederike Grasemann; Albertine Wesecky. —
Bern, Stuttgart, Wien: Huber, 1981.
    (Arbeiten zur Theorie und Praxis der Rehabilita-
tion in Medizin, Psychologie und Sonder-
pädagogik; Bd. 26)
    ISBN 3-456-81100-4

NE: Grasemann, Friederike; Wesecky, Albertine: GT

© 1981 Verlag Hans Huber Bern
Satz und Druck: Druckerei Heinz Arm Bern
Printed in Switzerland

Inhaltsverzeichnis

1. Vorwort

Mit diesem Buch hoffen wir jene Eltern und Betreuer behinderter Kinder zu erreichen und anzusprechen, die in der bisher erschienenen Literatur über Musiktherapie keine ausreichende und genügend verständliche Stütze für die Erziehung und Betreuung ihrer Schützlinge fanden. Wir wollen versuchen, Informationen über Musiktherapie zu vermitteln, die sowohl die Aufgaben, Ziele und Möglichkeiten dieser Therapieform, aber auch ihre Grenzen erkennen lassen. Der praktizierende Musiktherapeut soll Denkanstöße erhalten, die Angehörigen als Co-Therapeuten können die geistigen und methodischen Grundlagen erfahren und Ärzte, Psychologen und Pädagogen sollten über das Anwendungsgebiet und die Einsatz-Möglichkeit Auskunft finden.

Dieses Buch kann keinen Anspruch auf Vollständigkeit in allen Dimensionen des Wissens um die Musik als Therapie erheben, vielmehr soll es eine verständliche, fast möchte man sagen «begreifbare» Einführung in ein zweifellos faszinierendes Gebiet der menschlichen Psyche sein.

Dieses Buch hat 3 Autoren deren jeweiliger Anteil, wie sie hoffen, integriert in den Text einfloß. Die Musiktherapeutin Prof. Albertine WESECKY, seit 30 Jahren in unserer Klinik in der Praxis und Lehre der Wiener Musiktherapeutischen Szene tätig, Dr. phil. Friederike GRASEMANN, Musikwissenschaftlerin und Mutter eines cerebralmotorisch behinderten Kindes und den Arzt Dr. Andreas RETT. Wir hoffen, daß wir aus dieser komplexen Sicht auch eine komplexe Antwort auf viele Fragen geben konnten, wobei die tägliche Praxis mit allen ihren Forderungen und Schwierigkeiten im Vordergrund der Bemühungen um die umfassende Darstellung des Themas stand.

Für Eltern, Angehörige und Erzieher, mit und ohne breitere musikalische Kenntnisse, waren wir bemüht, Beispiele und Anweisungen zu finden, die dem oft gewünschten Rezept für praktisch angewandte Musiktherapie nahe kommen.

Daß Musiktherapie bei Behinderten eine mühevolle Arbeit ist, welcher Erfahrene wüßte das nicht? Welches Maß an Zuwendung erforderlich ist, und daß Musiktherapie ebenso wie die Krankheit des Behinderten lange, ja oft ein Leben lang dauern kann, in dieser Erkenntnis dann aber auch geleistet werden muß, sollte im Überschwang humanitären Engagements nicht vergessen werden. Und doch, entdecken wir erst diese dann so wirksame «Schiene» zur Persönlichkeit des behinderten

Kindes und damit auch die zahlreichen Möglichkeiten auf dieser «Schiene» Lern-Leistungen, intellektuelle, motorische, aber auch soziale Fähigkeiten in Bewegung zu setzen, so ist diese Arbeit faszinierend, erfolgreich und dankbar.

Zum Fortschritt des Kindes, zu seinem und unserem therapeutischen Erlebnis soll dieses Buch beitragen.

A. RETT, FRIEDERIKE GRASEMANN, ALBERTINE WESECKY

2. Grundsätzliches zur Musiktherapie

Die Wirkung der Musik auf den Menschen in seinem gesamten geistig-seelischen und körperlichen Bereich ist ein Phänomen, das sich die Menschen zu allen Zeiten, zunächst sicher unbewußt, dann aber immer konkreter nutzbar gemacht haben. Bis ins Mittelalter und zur frühen Neuzeit unterscheiden sich die einzelnen Theorien über «Musikheilkunde» kaum, denn die psychischen Komponenten der Wirkung der Musik waren gleichzeitig Ausgangspunkt und Ziel. Erst Athanasius KIRCHER (1602-1680) beschäftigt sich in seiner 1637 erschienenen «Phonurgia nova», den Zeitgeist der Renaissance weiterführend, mit der Wirkung der Musik auf den Menschen. Schon 1684 wurde dieses Werk dann von A. CARIO in deutscher Sprache unter dem Titel «Neue Hall- und Thonkunst» herausgebracht. In bezug auf die Heilwirkung der Musik schreibt hier KIRCHER: «Die Musik öffnet die Luftlöcher des Körpers, aus denen die bösen Geister ausziehen können.» In der Gedankenwelt der im 19.Jh. entstehenden naturwissenschaftlichen Medizin und speziell der Nervenheilkunde weisen unter anderen C. LANGE (1869—1938) und W. JAMES (1842—1910) auf den Zusammenhang zwischen Musik und Körperfunktionen hin. Ihre Theorie fußt auf dem Grundsatz: «Wir weinen nicht, weil wir traurig sind, sondern wir sind traurig, weil wir weinen» (Fischer Lexikon der Psychologie S.117). Dieser Satz warf die Frage auf, ob körperliche Reaktionen die psychischen bedingen oder umgekehrt. In dieser Richtung entwickelten sich nun verschiedene Auffassungen, die solcherart andeutungsweise den Entwicklungsgang dessen vorbereiteten, was wir heute Psychotherapie nennen. In den letzten Jahrzehnten hat sich die Musiktherapie in Zusammenarbeit mit Ärzten, Physiologen, Psychologen, Heilpädagogen, Musikern sowie Musik-bzw. Beschäftigungs-Therapeuten zu einer eigenständigen, medizinisch-psychologischen Therapieform, in Hinblick auf einen medizinischen Gesamtbehandlungsplan, entwickelt.

Das Wort «Musiktherapie» beinhaltet einen Doppelbegriff. Einerseits bedeutet er Beschäftigung mit Musik, verwendet also Gedankengut aus der Kunst bzw. auch aus den Geisteswissenschaften, andererseits umfaßt er den aktiven Komplex der Behandlung und betritt damit die Bereiche der Naturwissenschaft. Musik kann Trost und Hilfe, in manchen Fällen sogar Lebensinhalt sein und so zur Therapie werden. Welche Faktoren jedoch bei Anhören oder Interpretieren eines komplexen

Werkes die gewohnten, die erwarteten oder aber die fremden, die unvorhergesehenen, die ungeahnten Emotionen mit den entsprechenden Folgen auslösen bzw. freiwerden lassen, entzieht sich der Objektivierung, weil Musik subjektiv gefühlt, doch nicht objektiv erklärt werden kann,

Sich selbst, d.h. Gedanken, Gefühle, Wünsche, Vorstellungen durch Musik auszudrücken, sie in der Gruppe zu erleben, Musik als Mittel nonverbaler Kommunikation zu erfahren und umzusetzen, dies sind die Schwerpunkte der Musiktherapie, wie wir sie heute lehren, lernen, praktizieren, erfahren und erleben.

Beschäftigung mit Musik ist, vor allem bei Kindern und Jugendlichen, mit den Begriffen «lehren» und somit «erziehen» verbunden. Dadurch entwickelte sich, eng verbunden mit Pädagogik und den verschiedenen Disziplinen der Psychologie, ein eigenes Therapie-Konzept.

Für den nur oberflächlich urteilenden und unwissenden Außenstehenden erscheint Musiktherapie meist als wohl spezialisierte, aber doch leicht nachzuahmende Methode der Beschäftigung mit Musik. Und doch ist es unerläßlich zwischen allgemeiner Musikerziehung, Musikpädagogik (wenn wir darunter das Erlernen eines Musikinstrumentes verstehen) und Musiktherapie zu unterscheiden. Daß dies heute mancherorts noch immer nicht geschieht, mag sicher zum Teil daran liegen, daß aus dem unerhört großen Komplex musikalischer und pädagogischer Bereiche ein eben ganz besonderer Zweig abgeleitet wird und für den Einzelfall ganz gezielt Anwendung findet.

Musiktherapie hat mehrere Funktionen zu erfüllen. Neben der Aktivierung von körperlichen, seelischen und intellektuellen Funktionen, der Schulung, der Einordnung, Anpassung und des Sozialverhaltens hat die Musiktherapie besonders im Rahmen von Institutionen (Klinik, Heim, Kindergarten usw.), wo gleichzeitig mehrere Therapiezweige vertreten sind, eine vermittelnde, zusammenführende Aufgabe, die wir als besonders wichtig ansehen. Diese besteht vorwiegend darin, die emotionale Bereitschaft für therapeutisch Notwendiges im psychischen und physischen Bereich zu wecken. Gezielte Übungen können z.B. den Behinderten dazu bringen, scheinbar sinnlose stereotype motorische Schablonen in bewußtes Schlagen eines Instrumentes umzuwandeln, um aus dem Klang des Instrumentes neuerliche Impulse zu gewinnen.

Jede Kunstgattung verfügt über Phänomene und Kriterien, die, gezielt eingesetzt, therapeutische Wirkungen in sich bergen. Bei vielen Behinderten bleibt nur mehr der Hörbereich voll funktionstüchtig, während die meisten anderen Sinneswahrnehmungen geschwächt sind. Empfänglichkeit für Klang und Rhythmus stellen oft die *einzige* Erlebnismöglichkeit dar; und da «Emotion der Schlüssel zum Lernen» ist (G. STRAUCH), bietet diese Empfänglichkeit oftmals eben den einzigen Weg zum Lernen, die einzige «Schiene», die in das Land der Seele führt (A. RETT). In der Musik steht der Therapie aber auch ein Mittel zur Verfügung, mit dem lustbetonte Bedingungen geschaffen werden können. Kein anderes Medium «zwingt den Menschen so in seinen Bann». Da das Musikerlebnis an kein Alter gebunden ist, kann und soll mit Musiktherapie so früh wie möglich begonnen werden. Das intellektuelle Niveau setzt weder nach unten noch nach oben Grenzen. Der Satz «ein paar Verse, ein paar Takte Musik retten dir den Sinn der Welt», ist also auch in der Welt der Behinderten von Gültigkeit.

3. Definition des Behinderten-Begriffes

Als «behindert» gelten Kinder, Jugendliche und Erwachsene, die in ihrer körperlichen und psychischen Leistungsfähigkeit, ihrer Sinnesrezeption, sowie im Lernen, in der Sprache und im sozialen Kontakt vorübergehend oder dauernd so schwer beeinträchtigt sind, daß sie ohne besondere Hilfe nicht am normalen Leben der Gesellschaft teilnehmen können (Def. durch den Beirat für Behinderte im Bundesministerium für Gesundheit und Umweltschutz, 1976).

Der Stellenwert der behinderten Kinder ist in den letzten Jahren sprunghaft gestiegen. Früher, für die sogen. Schulmedizin nur deskriptiv von Interesse, in der Pädagogik eher ein Problem kleiner Randgruppen, hat unsere Gesellschaft den Behinderten «entdeckt». Man hat erkannt, daß hier ein weites Feld sozialen Engagements brach liegt, daß der Behinderte ja an einer Krankheit im echten Sinne dieses Wortes leidet, daß er ein Recht auf Diagnose, ein Recht auf Erziehung und auf Bildung, aber auch auf Arbeit hat.

Bis vor kurzer Zeit noch Arbeit und Lebensaufgabe weniger, oft belächelter oder offen attackierter engagierter Lehrer, Ärzte, Psychologen und Erzieher, ist Behindertenarbeit heute fast schon zur sozialen Selbstverständlichkeit geworden.

Die Zuwendung junger und sozial engagierter Menschen unserer Zeit zum Behinderten ist nicht zu übersehen. Wie sie jedoch an die Arbeit, an das behinderte Kind, den Jugendlichen und Erwachsenen herangeführt werden, das entscheidet in hohem Maße Dauer und Intensität ihres Engagements. Die Verantwortung, die der Erfahrene in dieser Aufgabe trägt, ist groß und unleugbar.

Das behinderte Kind lebt bekanntlich in bes. Maße aus zweiter Hand. Darum ist es wichtig, das Gespräch mit den Angehörigen zu «lehren». Denn sie müssen ja die gelernten Übungen zu Hause in die tägliche Praxis umsetzen. Das Erlernen der Gesprächstechniken scheint hier ebenso wichtig zu sein, wie das Erlernen der musiktherapeutischen Methoden und Strategien.

Hoffen wir damit unsere Auffassung vom Begriff «behindert» dargelegt zu haben, so ist an dieser Stelle noch ein erklärender Hinweis notwendig: Es besteht kein Zweifel, daß Musiktherapie vor allem bei Kindern, Jugendlichen und Erwachsenen mit cerebralorganischen Störungen angewandt werden wird, und wir wissen, daß die Schädigung des Zentralnervensystems, so verschieden sie lokalisiert sein mögen, doch eine Reihe von *Leitsymptomen* erkennen läßt:

1. Störungen der Intelligenz
2. Störungen der Feinmotorik
3. Störungen der Grobmotorik
4. Störungen der Sinnesrezeption
5. Störungen des Antriebs
6. Störungen der Sprache
7. cerebrales Anfallsleiden
8. Hirnstoffwechselstörung
9. angeborene Mißbildungen.

Diese grob skizzierten Leitsymptome können einzeln, aber auch kombiniert, als sogen. Mehrfach-Behinderungen auftreten.

Die Auseinandersetzung mit dem jeweiligen Leitsymptom steht bei allen therapeutischen Bemühungen im Vordergrund, jedoch ist es fast immer auch das aus dem cerebralorganischen Schaden resultierende Verhaltensbild, das den Therapeuten beschäftigen muß. Es sind ja die charakteristischen Verhaltens- und Reaktionsweisen, die das tägliche Leben des Kindes beherrschen:

1. Eigenwilligkeit bis Sturheit im Durchsetzen von Wünschen oder Ablehnen von Bitten oder Befehlen.
2. psychomotorische Unruhe
3. hochgradige Ablenkbarkeit und Störungen der Konzentration
4. hochgradige Labilität in der Zuwendung
5. Neigung zu aggressiver bzw. depressiver Verstimmung
6. ausgeprägtes optisches und emotionelles Erinnerungsvermögen
7. hohe Ansprechbarkeit auf Musik und Rhythmen

Das Heranwachsen des behinderten Kindes vom Säugling zum Kleinkindesalter, über das Schul- und Jugendlichen- bis zum Erwachsenen-Alter, ist ein Entwicklungsprozeß von unerhörter Dynamik. In diesem durch Höhen und Tiefen heftig «geschüttelten» Geschehen erlebt das Kind zahlreiche Phasen der Auseinandersetzung mit seinem Leiden, Symptomen und Folgen, aber auch mit seiner Umwelt. Die Reaktion der Umwelt, Eltern, Geschwister, Angehörigen, Bekannten, Nachbarn und der Gesellschaft an sich, aber auch die eigene Stellung und das Gefühl erlebt in dieser Zeit unerhörte Schwankungen. Zuneigung und Abneigung, Liebe und Haß, Sorge und Vernachlässigung, Hilfe und Hilflosigkeit, Hoffnung und Depression wechseln ab. Diese Wechselwirkung zwischen Patient und Umwelt ist derart vielfältig und wird umso heftiger, je älter das Kind wird und somit in die jeweilige heilpädagogische Station integriert werden soll, d.h. über seine Angehörigen hinaus Erzieher, Kindergärtnerinnen, Lehrer und Therapeuten, aber auch andere gesunde und behinderte Kinder kennenlernt: «Actio und reactio», ein fast pausenlos von einer Vielzahl von Imponderabilien abhängiger Prozeß!

Daß der Therapeut ebenso wie der Erziehende hier laufend Anpassungsprozesse an wechselnde Symptome und Verhaltensweisen vollziehen muß, ist selbstverständlich. Er darf nur nicht sein Grundkonzept aufgeben, sondern muß vielmehr ebenso konsequent wie der Behinderte, aber mit der Motivierung durch sein Wissen, den richtigen Weg und die dazugehörigen Methoden verfolgen. Dies kann zu täglichen, ja stündlichen, jahrelangen Auseinandersetzungen führen, zum Kräftemessen werden, das durchzustehen eben eine der prinzipiellen Aufgaben des Therapeuten und Behinderten ist. Ständige kritische Reflexion der eigenen Haltung und Tätigkeit ist hier ebenso unerläßlich, wie der permanente Versuch, das heilpädagogische Konzept sinnvoll zu realisieren.

Das behinderte Kind läßt häufig das vermissen, was man gemeinhin als Vernunft bezeichnet. Im Sinne von Kant handelt es sich dabei um die «Anerkennung des Notwendigen». Es ist unsere Aufgabe als Angehörige, Erzieher und Therapeuten, diese Erkenntnisse im Kind zu wecken. Daß hier die Musik eine wesentliche Unterstützung sein kann, ist bekannt und sollte, ja müßte genützt werden.

Mancherorts versucht man die menschliche, gesellschaftliche und soziale Situation des Behinderten allzu «rosig» darzustellen, die heile Behinderten-Welt zu konstruieren.

Sie ist es nicht und der Weg dahin wird noch lange dauern und mühsam sein.

Jede Therapie hat die Aufgabe Funktionen zu erwecken, Störungen zu verhindern und das Leben der Behinderten «lebenswert» zu machen.

Dies ist ein relativer Begriff, er orientiert sich nach Art und Schwere des Leidens und nach dem Maß der Zuwendung und dem Annehmen des Schicksals durch die Angehörigen.

4. Zur Musikalität
cerebralorganisch behinderter Kinder

Was immer man unter Musikalität verstehen mag, ob dieser Begriff überhaupt Existenzberechtigung hat und wie er definiert werden kann, dieses bei Behinderten unabhängig vom Ausmaß des Schadens stets vorhandene Phänomen verdient nähere Beachtung und Betrachtung. Hier kann man an der Frage nicht vorübergehen, wie denn bei vor allem geistig Behinderten die rasche und fast automatische Aufnahme bestimmter Melodien möglich ist? Wir meinen, daß hier Parallelen zum oft unerklärlichen Erfolg des Schlagers bestehen: Es sind offenbar ganz bestimmte, wahrscheinlich sogar gesetzmäßige Tonfolgen, Rhythmen und Melodien, die ohne Filterung durch ein intaktes oder auch ein geschädigtes Großhirn auf dem Wege über Außen-Mittel-Innen-Ohr ins Stammhirn vordringen und von dort aus die Fülle der vegetativ gebundenen und gesteuerten Funktionskreise des Organismus beeinflussen. Schaltet der Hirngesunde die intellektuelle Kontroll-Instanz Großhirn bewußt aus, oder wird sie heute durch die vor allem im Pop-Geschäft übliche exzessive Lautstärke «erschlagen» bzw. durch forcierte rhythmische Aktivität des Körpers der Großhirn-Kontrolle entzogen, so geht diese Art von Musik auf kurzgeschlossenem Weg ins Vegetativum ein. Beim cerebralgeschädigten Kind bleibt häufig kein anderer Weg offen, und das Kind kann nur in dieser Form, d.h. über diese Bahn perzipieren und reagieren.

Daß sich auch die Musiktherapie an die Kriterien des Schlagers, des «In's Ohr gehen» halten sollte, ist deshalb eigentlich logisch, wird aber keineswegs immer verstanden. Daß jedoch einige eher praxisferne Musiktherapeuten Angst davor haben, sich in diese «niedrigen Gefilde» des Schlagers zu begeben und sich nach wie vor ausschließlich an der sogen. Klassik orientieren, zeigt, daß sie die perzeptorischen Probleme des behinderten Kindes einfach nicht verstehen.

Eine Fülle von Beobachtungen von Eltern, Erziehern, Betreuern und eigenen Erfahrungen, eine Vielzahl von einschlägigen Studien hat dieses Phänomen der Musikalität wohl deutlich gezeigt, aber nicht erklärt. Zu gering ist unser spezielles hirnorganisches und hirnphysiologisches Wissen um die Frage, ob es ein Zentrum für Musik und Musikalität gibt, klar und topographisch präzise beantworten zu können. Wir erlauben uns, hierzu eine sehr einfache, sicherlich zu einfache Hypothese aufzustellen, die nicht als fixes Wissen, sondern eben nur eine Hypothese sein kann und darf.

Wenn selbst extrem geschädigte, aber hörfähige Kinder immer noch auf bestimmte Tonfolgen individuell reagieren, so muß ein solches Zentrum eben auch sehr tief, d.h. im übertragenen Sinne in der hierarchischen Gliederung der verschiedenen Hirnfunktionen in der Nähe des Atemzentrums zu suchen sein. Und zwar deshalb dort, weil beim Sterben eines Kindes bis zum endgültigen Ausfall des Atemzentrums, die Ansprechbarkeit auf Töne und Melodien zu beobachten ist.

Diese sogenannte Musikalität wäre demnach entwicklungsgeschichtlich und in der Störbarkeit in einem primitiven und deshalb stabilen Areal des Zentralnervensystems zu suchen.

Friedrich von WEIZÄCKER meinte vor kurzem, daß die moderne Technik heute nur mehr dann verständlich gemacht werden kann, wenn man sie falsch darstelle.

Auch für unser Problem scheint sich diese «Ausrede» zumindest im Sinne einer extremen Vereinfachung anwenden zu lassen. Ist es aber so, wie wir es als Hypothese annehmen wollen, dann wäre es durchaus verständlich, daß geistig Schwerstbehinderte eben hier noch eines der wenigen noch funktionsfähigen Zentren besitzen.

Wir meinen, daß diese spezielle Situation nichts oder nur sehr wenig mit dem zu tun hat, was man beim Gesunden musikalische Begabung nennt. Vielmehr denken wir in dieser unserer Hypothese so, daß bei schweren cerebralorganischen Schädigungen viele Areale zerstört sind, so daß mehr oder weniger viele Zentren und Funktionen ausfallen. Die Musikalität bleibt also gleichsam übrig. Da wir diese spezielle Musikalität in bes. Maße bei Mongoloiden finden, hat zunächst auch einen von mehreren Gründen in der offensichtlichen Stabilität dieses angenommenen Zentrums zu suchen. Jedoch dürfte dies allein nicht zur Entfaltung des Phänomens genügen. Es ist die durch Angehörige und Umwelt schon früh erkannte Affinität zur Musik, die dann ja als Leitschiene zum Sprechen, Zählen, Agieren, Lernen usw. herangezogen wird. Das Kind spürt diese seine Möglichkeit und setzt sie auch erfolgreich immer wieder ein, um solcherart auch immer mehr Erfolg in seiner Umwelt zu haben. Was nimmt es Wunder, wenn solcherart in der Sicht der Eltern musikalische «Wunderkinder» geprägt werden.

Akzeptieren wir diese Erklärung, die, wie nochmals betont werden muß, eine sehr hypothetische und fast mechanistische ist, so wäre es verständlich, daß diese «primitive Musikalität» im Leben der Gesunden immer mehr durch andere Erfahrungen und vor allem durch «Erziehung zur Musik» verdrängt wird, so daß sie als ursprüngliche Funktion in den Hintergrund gedrängt wird und nur in speziellen Phasen wieder «durchschlägt». Diese Auffassungen werden durch die Untersuchungen von B. Rabensteiner und M. Skritek aus dem Jahre 1973 bestätigt. Sie haben gezeigt, daß mongoloide Kinder nicht musikalischer sind als gesunde Vergleichspersonen. Im Verhältnis zu anderen Behinderungsformen aber doch ein stärkeres rhythmisches Empfinden auffällt. Das geistig behinderte Kind also hat eine scheinbar ungestörte Musikalität und setzt diese «Fähigkeit», eben weil sie offenbar eine seiner wenigen Fähigkeiten ist, öfter und intensiver ein.

Daß Musik und Musikalität ihrerseits Führungsfunktionen für andere Bereiche wie Sprache, Motorik, Antrieb und Verhalten auszuführen haben, ist bekannt und kann am behinderten Kind genau beoachtet und analysiert werden. Musik und Musikerleben sind quasi Verstärker, die immer dann von Bedeutung werden, wenn eine Funktion ohne Verstärker nicht oder eben schlechter abläuft. Diese Verstärker-Funktion der Musik einzusetzen, ist im Grunde nur logisch und also die Konsequenz eines Gedankenschlusses. Wie ist es aber erklärlich, daß nun auch schwerstretardierte Kinder innerhalb der gebotenen Musik oft außerordentlich vielfältig differenziert zwischen Rhythmen, Melodien und Instrumenten unterscheiden? Es scheint uns dieses Phänomen nur verständlich, wenn wir auch bei solchen Kindern, denen der optische und akustische Weg als einzige Kommunikationsschiene dient, an frühe, sehr frühe «Prägungen» denken.

Wenn uns Mütter immer wieder erzählen, ihre Kinder wären nur bei einer bestimmten Platte, einem bestimmten Radiostück, Lied, ja oft nur einem gewissen Ton ruhig oder zum Essen bereit gewesen, so ist dies eher im Sinne einer frühen Prägung zu verstehen. Es scheint also, daß diese Reaktionsweisen eine relativ einfache Erklärung finden könnten.

Daß die Musiktherapie als eine heute bereits weitverbreitete Therapie-Methode eigentlich noch ohne ein exakt faßbares theoretisches System arbeitet und doch erfolgreich ist, beweist nur, daß unsere Kenntnisse in der Physiologie des Gehirns noch mangelhaft sind und mit den derzeit möglichen Untersuchungs-Methoden ein tieferes Erfassen und Analysieren solcher Vorgänge nicht möglich ist.

Die Erfolge der Musiktherapie sind evident, aber sie hat mit anderen Methoden und Medikamenten das gemeinsam, daß wir den tieferen Grund-Mechanismus bis heute noch nicht klar analysiert vor uns sehen. Umsomehr muß der Musiktherapeut seine Arbeit kontrollieren und mit Akribie die Wirkung der Musik beobachten. Es erscheint uns durchaus möglich, daß von dieser Beobachtung einmal Hinweise auf die tieferen Vorgänge kommen. Es ist aber klar, daß Musiktherapie bei Behinderten an ein Mindestmaß an Wissen um den cerebralorganischen Defekt und seine Folgen bei Therapeuten und Eltern gebunden sein soll.

4.1 Text-Methodik

Es ist selbstverständliche Wunsch-Vorstellung jedes naturwissenschaftlich erzogenen Arztes und Psychologen möglichst objektive Beurteilungsmethoden als Maßstab an die ihm initierten Therapien anzulegen. Die vielfach vertretene Annahme, daß sich die Wirkung der Musik auf den Menschen den Maßstäben naturwissenschaftlich exakter Kriterien entziehe, kann in jenem Moment einfach nicht akzeptiert werden, wo man Musik als Therapie einsetzt, als Behandlungsmethode also von Störung der körperlichen, seelisch oder geistigen Entwicklung die ja in ihrer Symptomatik weitgehend diagnostiziert, analysiert und quantifiziert werden müssen.

Die große Gefahr, der die Musiktherapie eigentlich seit ihren Anfängen unterliegt ist ja gerade das im Unklaren, Unmeßbaren, man könnte auch sagen im «Trüben» wirken und mit Beurteilungsmerkmalen wie «das Kind ist fröhlicher, gelockerter, glücklicher geworden, die Therapie habe ihm so gut getan» in der Krankengeschichte Niederschlag zu finden. Selbstverständlich sind diese subjektiven Veränderungen auch zu akzeptieren und nicht gering zu achten, sie dürfen aber nicht die einzigen Kriterien in der Beurteilung der Wirkung der Musik-Therapie sein und schon gar nicht als alleinige Rechtfertigung der Leistung und Qualität der Tätigkeit des Musiktherapeuten genommen werden.

Zu groß ist der Aufwand für Kind und Angehörige, als daß man ohne Kontrolle und Selbstkontrolle das Kind mit Musik manipuliert. Es ist deshalb unerläßlich, Methoden zu suchen, die eine Beurteilung der Ausgangslage des Behinderten, der Wirkung der Musik-Therapie über den Zeitraum ihrer Auswirkung hinweg ermöglichen. Eine solche Methode muß, wenn sie naturwissenschaftliche Gültigkeit beanspruchen will, reproduzierbar sein. Das heißt, nach Erlernen der Methode muß ein Musiktherapeut in der Lage sein, an Hand einer entsprechenden Check-Liste die einzelnen Teilbereiche zu untersuchen, zu beurteilen und qualitativ und quantitativ zu messen. Dieses Ergebnis darf bei Nachkontrolle durch einen anderen Tester keine zu großen Schwankungsbreiten erkennen lassen.

Wir haben in über 20 Jahren praktischer Musiktherapie erstmals den Eindruck, daß die von Olav SKILLE beschriebene und an einer großen Zahl von Behinderten erarbeitete Test-Methode sinnvoll und nützlich, praktikabel und verläßlich ist. Es ist eine breit gestreute differentialdiagnostische musikalische Verhaltens-Analyse wie sie bei normalen und geistig retardierten Kindern angewandt werden kann.

Diese Untersuchungsmethode wurde in den Jahren 1972—1979 mit finanzieller Unterstützung durch den «Nordiska-Radet» und den Forschungsfonds des Andssavakesakens durchgeführt.

Der theoretische Hintergrund ist eine behavioristische (verhaltenstheoretischen) Musikauffassung.

Die Semantik der musikalischen Sprache ist nicht ausreichend präzise, um das beobachtete Verhalten allein zu definieren. Die Idee dieser Arbeit basiert auf dern Ähnlichkeit zwischen dem Konzept des musikalischen Verhaltens und dem Ausdruck dieses Verhaltens im täglichen Leben. Durch die Benützung einer musikalischen Verhaltensskala (MUBS = Musical Behaviour Scale) kann man das musikalische Verhalten einer Person in einer standardisierten Versuchssituation beobachten.

Nach ausgiebigen statistischen Berechnungen wurden Interkorrelationen zwischen verschiedenen musikalischen Subtests gefunden, sowie Korrelationen zwischen musikalischen und anderen Variablen (Intelligenz, Persönlichkeitsvariablen, sozialer Anpassung, Schulleistungen).

Leistungen in einem Kreativitäts-Test, Audiometrie und Perimetrieergebnisse, — um einige wichtige Variablen zu erwähnen — entdeckt.

Daraus wurde eine Version der Musikalischen Verhaltensskala hergestellt.

Diese bieten nun ausreichend viele statistisch signifikante Daten um eine Differential-Diagnose musikalischer Verhaltensweisen zu erstellen.

Eine solche Diagnose kann als Grundlage für die Planung von Musik-Therapie dienen.

Die MUBS (Musical Behaviour scale) stützt sich auf 6 Kommunikationsbereiche:

1) rhythmische Kommunikation
2) dynamische Kommunikation
3) melodische Kommunikation
4) improvisatorische Kommunikation
5) vokale musikalische Kommunikation
6) Kommunikation durch Bewegung.

Es wurde versucht die Aufgaben kulturunabhängig, d.h. auch unabhängig von der Sprache zu gestalten.

Jeder dieser Bereiche hat seine eigene Auswertungsgrundlage. Die höchsten Korrelationen ergaben sich zwischen MUBS und der allgemeinen Intelligenz, Schreiben, Lesen und Rechnen. Mit dem Test kann aber auch die emotionale Stabilität untersucht werden, weil eine negative Korrelation zwischen hohen MUBS-scores und neurotischen Tendenzen gefunden wurde. Untersuchungen an der Universität von Jyväskylän in Finnland haben signifikante Unterschiede in den MUBS Score-Profilen zwischen a) normal, b) geistig leicht retardierten, c) verhaltensgestörten und d) legasthenischen Kindern ergeben. Ein Projekt in den zentralen Institutionen von Akershagan (Norwegen) zeigte sehr niedrige Profile bei schwer retardierten Kindern.

Sowohl die MUBS-Leistungen, als auch die allgemeinen Leistungen einer Versuchs-Gruppe stiegen signifikant nach 1½ Jahren dauernder musik-therapeutischen Gruppenaktivitäten; Ähnliche Steigerungsraten ließen sich in den Kontroll-Gruppen nicht nachweisen.

Weil MUBS ein nicht-verbaler Leistungs-Test ist, ist es auch möglich, die oben beschriebenen musikalischen Bereiche der Kommunikation grundsätzlich für die Entwicklung in anderen Bereichen einzusetzen, für Bereiche also, die von größter Bedeutung sind um in einer sinnvollen Kommunikation und sozialen Interaktion mit anderen Menschen leben zu können.

In unserer eigenen klinischen Arbeit, aber auch in den zahlreichen Forschungsprogrammen unserer Klinik werden wir auf der Basis dieser Arbeit Olav SKILLES breitgestreute Untersuchungen des musikalischen Verhaltens behinderter Kinder, Jugendlicher und Erwachsener durchführen. Wir meinen, daß ein solches Programm ein enorm wichtiges Instrument einer sinnvoll konzipierten Musiktherapie sein könnte und der Musiktherapie auch unterschiedlicher Schulen als Grundlage dienen könnte, mehr Verständnis, mehr Transparenz und bessere professionelle Zusammenarbeit innerhalb der Musiktherapeuten aber auch zwischen jenen und den Vertretern der anderen therapeutischen Richtungen, den Logopäden, Lehrern, Physiotherapeuten und Ergotherapeuten zu garantieren.

5. Krankheitsbilder

Es steht außer Frage, daß Musiktherapie heute, sehr breit gestreut, bei behinderten Kindern und Jugendlichen angewandt werden kann. Es gibt kein Krankheitsbild, bei dem ein Versuch sich nicht lohnen würde. Nach Krankheitsbildern geordnet, läßt sich folgende Einteilung jener Zustände treffen, die von uns musiktherapeutisch betreut werden:

1. Down-Syndrom
2. chromosomale Aberrationen mit multiplen Mißbildungen
3. cerebrale spastische Paresen
4. Chorea-Athetosen
5. Querschnittslähmung
6. postencephalitische Syndrome
7. autistische Psychopathien
8. degenerative Syndrome
9. hypothyreotische Encephalopathie
10. Mikrocephalie
11. Makrocephalie
12. Hydrocephalie
13. Dysraphie-Syndrom
14. RETT-Syndrom
15. PKU
16. Ektodermal-Syndrom
17. Mucoviscidosen
18. praenatale Encephalopathie
19. Rubinstein-Syndrom
20. apallisches Syndrom u.v.a.m.

Die Auffassung, daß es Fälle gibt, wo sich der Musiktherapeut umsonst mühe, stimmt nicht. Gerade das fasziniert ja so in dieser Arbeit, daß auch schwerstgestörte, scheinbar völlig unansprechbare Kinder, richtig stimuliert, nun doch reagieren, doch ansprechbar sind.

6. Der Musiktherapeut —
Berufsbild und Ausbildung

Noch immer kämpft der Musiktherapeut gegen die Einstellung vieler, die ihm eine traditionelle Position innerhalb Magie, Musik und spezieller Geisteswissenschaft einräumen. Man erkennt vielfach nicht, daß grundlegende Kenntnisse und das Wissen um die Bedeutuung von akustischen und musikalischen Gesetzen so eingesetzt werden müssen, daß therapeutische Ziele erreicht werden können.

Vielen Musikerziehern, Musikpädagogen (hier wieder im Sinne des Instrumentallehrers), Musikbegeisterten und schließlich allen, die mit Musiktherapie in Kontakt kommen, ist noch immer nicht bewußt geworden, daß hier ein Umdenken erforderlich ist.

Ziele des allgemeinen Musikerziehers und speziellen Musikpädagogen sind es, Bildung, Verständnis und Können zu vermitteln. Die Kenntnisse und der Einsatz des Musiktherapeuten gelten einem kranken Menschen. Therapie ist seine Aufgabe. Er kennt die Krankheit des Behinderten und ihren voraussichtlichen Verlauf und kann daher im Verhalten des Patienten ein entwicklungsträchtiges, konstruktives Moment aufgreifen, weiterführen oder behutsam musikalisch umfunktionieren. Hier wird wohl deutlich, daß sich Eltern in einem großen Irrtum befinden, wenn sie meinen, ihr Flöte-, Melodica- oder Klavier lernendes behindertes Kind betreibe «Musiktherapie».

Vom Musikpädagogen nicht zu erkennende wertvolle Gelegenheiten bleiben so nicht nur ungenützt, sondern gehen auch unwiederbringlich verloren. Bekannt sind z.B. einmalige Aktivitäten bei Patienten mit autistischen Verhaltensweisen. Unmittelbares, zielgerechtes Reagieren des Therapeuten bringen Teilerfolge oder Therapieansätze. Bei Störungen der Motorik kann immer wieder beobachtet werden, daß infolge der Funktionsuntüchtigkeit von Gesichts-, Rachen- und Kehlkopfmuskulatur ein Kind nicht sprechen kann. Es zeigt sich jedoch bereit, größte Mühe aufzuwenden, zu singen oder selbst die Flöte zu blasen. Der übermäßige Speichelfluß, ein sehr unangenehmes Symptom, besonders im fortgeschrittenen Alter, kann mit dem Erarbeiten der Spieltechnik vermindert oder gar zum Verschwinden gebracht werden. Der Musiktherapeut bringt als unentbehrliche Voraussetzung und als besondere Eignung für seinen Beruf die Fähigkeit der Intuition mit. Der gezielte Einsatz dieser Kraft wird jedoch erst durch medizinische, spezielle musikalische und wissenschaftliche Kenntnisse möglich. Mangelt es am harmonischen Zusammenwirken dieser Faktoren und zusätzlich womöglich noch an praktischer Erfahrung, dann kann es geschehen, daß der Therapeut einer nicht vorhergesehenen Situation bei der Arbeit mit dem Behinderten plötzlich hilflos gegenübersteht. Das Kind reagiert auf die darauffolgende Unsicherheit im Verhalten oder in der Methodik des Therapeuten häufig mit destruktiven Reaktionen, nicht selten mit Aggressionen, unter Umständen mit Autoaggression. Die Unsicherheit des Therapeuten wächst weiter, er weicht von seiner Konsequenz ab und bestärkt dadurch wieder das Kind in seiner negativen Verhaltensweise. Jeder Therapeut weiß aber auch über jene Erlebnisse zu berichten, wo kraft der Intuition das Verhalten eines Kindes plötzlich positiv beeinflußt oder Autoaggressionen umfunktioniert werden konnten.

Immer wieder wird die Ansicht vertreten, daß die Persönlichkeit des Therapeuten allein für den Erfolg ausschlaggebend ist. Diese Feststellung ist nur bedingt richtig; vielleicht sollte es besser heißen: *Wissen + Erfahrung + Intuition = Sicherheit.*

Und diese Sicherheit im Verhalten des Therapeuten scheint nämlich jener Faktor zu sein, der beim Patienten eine gewisse Faszination auslöst, ohne die eine erste Kontaktnahme in vielen Fällen erfolglos bleibt. Mütter, Lehrer und Erzieher wissen um die Bedeutung dieser Sicherheit, die sich auf das Verhalten der Kinder ebenso auswirkt wie Ungeduld, Nervosität oder Angst. Jede Erziehung und Förderung Behinderter wird in einem noch viel höheren Maß von dieser Sicherheit, die auch eine gewisse Konsequenz einschließt, bestimmt.

Natürlich muß auch Musiktherapeuten und Patienten genügend Zeit zur Verfügung gestellt werden, damit eine gegenseitige Kontaktnahme möglich werden kann. Überstürzte und somit oberflächliche Begegnungen wirken sich besonders dann nachteilig aus, wenn im Fall einer schweren Schädigung in nur kurzer Zeit ergänzende Informationen für spezielle Therapien erwartet und womöglich ein Therapieplan zur Beratung der Eltern aufgestellt werden soll. An dieser Stelle soll auch nicht unerwähnt bleiben, daß die verschiedenen medizinischen und wissenschaftlichen Bereiche und auch die einzelnen Therapiezweige noch nicht in jenem Maß über Informationen zur Musiktherapie verfügen, die eine entsprechende Zusammenarbeit erfordert.

Hauptsächlich in der Praxis muß sich der Musiktherapeut die Fähigkeit erwerben, mit den einzelnen Verhaltensweisen und Reaktionen Behinderter vertraut zu werden. Solche Verhaltensweisen sind u. a. die ausgeprägte Sach- und Situationsgebundenheit, das faszinierende affektive Erinnerungs-Vermögen und die Neigung in konservativen, fast rituell ablaufenden Verhaltens-Mustern. Dies bedeutet aber auch die Möglichkeit, daß das Kind in einer *Bestimmten Situation* unter *Gewissen Bedingungen* zu einem Erfolgserlebnis gelangt, eine Hemmung durchbricht, oder daß eine latente Fähigkeit Ausdrucksmöglichkeit bekommt. Da diese Voraussetzungen in den meisten Fällen nicht bewußt geschaffen werden, sind sie auch nicht reproduzierbar. Der Musiktherapeut versucht nun, dieses Verhalten zu nützen und eine Situationsgebundenheit zu entwickeln, die, im Unterschied zu der zufälligen Situation, entsprechend dem Therapieziel überlegt und vorbereitet wird. Eine solche Situationsgebundenheit hervorzurufen ist nur dann sinnvoll, wenn sie jederzeit und von verschiedenen Personen, die unmittelbar mit der Betreuung des Behinderten zu tun haben, geschaffen werden kann. In der Musiktherapie wird versucht, den Patienten an Bedingungen zu binden, die mit akustischen Mitteln gezielt aufgebaut und weiterentwickelt werden. Nun hat der Musiktherapeut die Aufgabe, die Reaktionen des Behinderten und verschiedene Reize zu erkennen, zu registrieren und auszuwerten. Auch bei schwersten Schädigungen ist auf einen akustischen Reiz eine Reaktion zu erkennen, wenn auch manchmal nur im Ausdruck der Augen abzulesen. Wiederholungen dieser Reaktion, die ja gezielt weitergeführt werden soll, werden erreicht, wenn die Anregung nicht nur ständig gegeben, sondern auch allmählich gezielt verstärkt wird. Das Bemühen um eine Reaktion ist nur dann erfolgversprechend, wenn der Therapeut weiß, in welche Bereiche er diese umsetzen will. Als Reiz muß er solche Mittel anwenden, die systematisch weiterentwickelt werden können.

Sicher muß man nicht Fachmann sein, um eine Reaktion, die auf einen Beckenschlag, ein Geräusch, einen Ton oder eine affektbetonte Stimme erfolgt, zu erkennen. Wie man aber dieses erste zarte Aufmerken zu einer spannungsvollen Erwartung werden läßt, die auf ihrem Höhepunkt zu einer Sinneswahrnehmung, ja zu einer Körperempfindung führt, dazu genügt nicht nur die Liebe zum behinderten Kind und die Begeisterung für den erwählten Beruf. Außer diesen ja selbstverständlichen Voraussetzungen sind Fachkenntnisse in Medizin und Psychologie, fundierte musikalische Kenntnisse und grundlegendes Wissen über Akustik unerläßlich. WELLEK unterscheidet

1. physikalische Akustik = Physik des Schalls
2. physiologische Akustik = Physiologie des Hörens und
3. psychologische Akustik = Gehörpsychologie, vor allem Psychologie der Gehörerscheinungen

In gleicher Weise muß der Musiktherapeut über andere Therapiezweige, die für die Behandlung des Behinderten eingesetzt werden können, weitgehend informiert sein. Nur dann ist es möglich, daß er mit Kriterien der Musik Teil-Ziele anstrebt, die das Kind für andere Therapien aufschließen. Auch wird eine Verständigung unter den einzelnen Therapeuten nur Vorteile bringen.

Um dies in einem Beispiel zu verdeutlichen, läßt sich etwa festhalten, daß das Bemühen des Logopäden eher erschwert als unterstützt wird, wenn dieser ein Begriffswort an das Ende eines Satzes postiert, während der Musiktherapeut anders akzentuiert. Ebenso unklug wird es sein, dem logopädisch betreuten Kind nonverbale Ausdrucksmöglichkeiten zu bieten, anstatt bei ihm das Bedürfnis «auszusprechen» musiktherapeutisch anzuregen. Ähnlich verhält es sich bezüglich der Verhaltens- und Bewegungstherapie. Der Musiktherapeut muß den Zeitpunkt genau erkennen, an dem sein Schützling nun fähig ist, auf anderen Therapiezweigen weiter gefördert zu werden. Solche spezielle Therapien in eigener Regie durchführen zu wollen, zeugt bisweilen von einer Überheblichkeit des Therapeuten.

Es steht außer Frage, daß der professionelle Musiktherapeut einer gründlichen Ausbildung bedarf. Da dieser Beruf jedoch zwischen der Musik als Wissenschaft und Praxis auf der einen und der ärztlich-psychologischen Arbeit auf der anderen Seite steht, ist seine Ausbildung selbstverständlicherweise ein Kompromiß.

Es ist nicht nötig, den Therapeuten mit überflüssigem Wissen an menschlicher Anatomie, Physiologie und Pathologie «vollzustopfen», aber ein Basis-Wissen um Körper, Seele und Geist des Menschen muß er einfach besitzen. Vor allem muß dem Therapeuten das Schauen und Hören, kurz, das Beobachten gelehrt werden. Daß manche Ausbildungs-Lehrgänge kopflastig zugunsten der musikalischen Ausbildung eingerichtet sind, liegt vereinzelt eher am mangelnden Interesse der Ärzte, oft auch an künstlerischen Omnipotenz-Gefühlen einiger weniger musikalischer Lehrer. Die Schwierigkeiten zeigen sich schon in der Selektion der Kandidaten zu solchen Lehrgängen, wo ein heilpädagogisches Talent an mangelhafter Finger-Geläufigkeit am Klavier scheitern könne. Die Auswahl-Kriterien können im Hinblick auf Qualität nicht hoch genug angesetzt werden, müssen aber stets die Begabung der jungen zukünftigen Therapeuten im Hinblick auf seine Kontaktfähigkeit zum Patienten und seine heilpädagogischen Fähigkeiten in den Mittelpunkt stellen.

Der an der Wiener Hochschule für Musik und darstellende Kunst etablierte 3jährige Lehrgang zur Ausbildung diplomierter Musiktherapeuten umfaßt in seinem Konzept alle für diesen Beruf notwendigen Fächer. Bisher haben 17 Jahrgänge diese Ausbildung abgeschlossen und arbeiten in der Praxis. Wie aus dem nachstehenden Curriculum zu entnehmen ist, verteilen sich die Fächer, wie wir glauben, ausreichend proportioniert über Medizin, Psychologie, Pädagogik und Musik, über Theorie und Praxis:

	Medizin	Psychologie	Pädagogik	Musik	Theorie	Praxis
1. Jahr	7	3	4	4	7	0
2. Jahr	6	0	2	2	3	8
3. Jahr	0	0	0	0	0	30

Wir meinen, daß der Aufbau dieses Lehrgangs eine gründliche Ausbildung gestattet, die allerdings mit einem hohen Maße an Fleiß, Zuwendung zum Patienten und humanitärem Engagement erfüllt werden muß; Fähigkeiten, ohne die auch das fundierteste Vorlesungs-Schema Leer-Formel bleiben muß.

7. Die Bedeutung des Arztes in der Musiktherapie

Die aktuelle und moderne Forderung nach dem Team in der Behindertenarbeit ist vielfach Schimäre. Zunächst sind nur an wenigen Institutionen tatsächlich alle jene Mitarbeiter vertreten, die quantitativ und qualitativ ein Team bilden könnten, und, sind sie vorhanden, so sind sie nicht nur für die Musiktherapie, sondern auch für eine Fülle anderer Aufgaben verantwortlich.

Wie spielt sich nun Musiktherapie meist in der Praxis ab? Nach der Untersuchung eines Kindes werden Art und Ausmaß der Behinderung sowie das Symptomen-Muster festgestellt und in Zusammenschau von Anamnese, klinischem und psychologischem Bild sowie aller erforderlichen elektrophysiologischen, haematologischen und metabolischen Befunde die Diagnose erarbeitet. Ein Therapie-Konzept, das zu erstellen ist, wird alle medikamentösen, heilpädagogischen und spezifisch-therapeutischen Maßnahmen beachten müssen und nach Möglichkeit auch einsetzen.

Es ist verständlich, daß die Musiktherapie hier eine besondere Stellung einnimmt. Deshalb schon, weil sie ja gerade in Fällen extremer Schädigungsgrade quasi der erste, oft einzige Einstieg in die Behandlung ist, die erste Plattform quasi, von der aus dann weiter fortgeschritten werden kann.

Der Arzt muß dem Musiktherapeuten die Wahl der Mittel, die Vorgangsweise also überlassen, mit der dieser den Weg zum Kind suchen muß.

Im regelmäßigen Rückmeldeverfahren sind dann die Erfahrungen auszutauschen, Änderungen des Verfahrens, eventuell des Instrumentes zu besprechen. Dazu muß der Arzt auch noch nach Wochen und Monaten dieses Kind, das ja von Anfang an und noch durch lange Zeit «sein Kind» sein und bleiben wird, dieses in allen seinen Symptomen und Facetten im Kopf haben.

Er muß in der Lage sein, dem Musiktherapeuten und den Angehörigen des Kindes Auskunft über Symptome und Verhalten zu geben, innerhalb des Komplexes der Schädigung jeweils gültige Erklärungen finden. Wie schwer es ist, Fortschritte oder Rückschritte in der Musiktherapie qualitativ und quantitativ sichtbar zu machen, ist bekannt. Genügen Angaben, wie das Kind «sei frischer geworden» oder «es bewege sich jetzt besser?» Andererseits, wie soll ein derart kompliziertes Geschehen überhaupt erfaßt werden? Ist es überhaupt faßbar und damit qualifizierbar und nun erst recht quantifizierbar? Wie können in einem solchen Beurteilungssystem, in regelmäßigen Verlaufskontrollen, die ja oft so extreme Schwankungen im Verhalten und in den Leistungen des Kindes bieten, so verschiedene Faktoren, wie sie z.B. allein schon Wetterveränderungen verursachen, berücksichtig werden? Also bleiben auch dem Arzt mehr oder weniger nur subjektive Eindrücke. Sein naturwissenschaftliches Verantwortungsbewußtsein sträubt sich dann, Wertungen mit plus und minus oder mit Noten 1—5 abzugeben.

Gerät in ärztlicher Sicht die Musiktherapie dabei nicht etwa gleichsam «aus dem Griff», bleibt sie nicht zu sehr im schwer faßbaren künstlerisch-ästhetischen Raum? Die Gefahren für den Arzt sind dabei groß und vielfältig. Einerseits ist es die Gefahr, Musiktherapie als eine zwar nette, aber doch naturwissenschaftlich nicht beweisbare Spielerei abzutun, zu der man Kinder delegiert, für die man sonst nichts tun kann. Auf der anderen Seite die Gefahr für jenen Arzt, der sich gerne in jenem Zwischenbereich zwischen Himmel und Erde, Zentralnervensystem und Seele bewegt, weil in diesem Raum das exakte analytische Denken nicht so gefordert ist, weil ja alles, was man da so sagt, kaum überprüfbar ist und wohl eher dem metaphysischen Bereich zukommt. Daß sich auch in diesem Bereich ärztliche Karrieren aufbauen lassen, sagen allerdings nur die Spötter der derzeitigen Musik-Therapie-Szene.

So bleibt nach unserer Auffassung nur ein gangbarer und verantwortbarer Weg: Die Musiktherapie als Teil einer Behandlungsstrategie einzusetzen und aus der Erfahrung der Musiktherapeuten Rückschlüsse zu gewinnen, welche Funktionen und Leistungen erwartet werden können. Kritisch zu prüfen, ob hier eine Therapie mit dem Ziel eines funktionalen Fortschritts oder auch der Erhaltung einer Funktion vorliegt oder eben nur ein in liebevoller Hingabe gewährtes Spiel, dessen Ergebnis ausschließlich im emotionalen Bereich zu finden sein kann und wird. Auch solche Zuwendung ist nötig und häufig segensreich, nur braucht es dazu keinen Arzt und keinen professionellen Musiktherapeuten.

8. Die Bedeutung der Psychologie für die Musiktherapie

Im Behinderten-Team hat der Psychologe seinen festen Platz. Wenn im Team unserer Klinik die Zahl der Psychologen jener der Ärzte entspricht, so ist daraus zu entnehmen, daß die Aufgaben des Psychologen, seine Meinungen und Vorstellungen über das behinderte Kind und dessen Verhalten, Betreuung und Zukunft hohen Stellenwert besitzen. Daß dies in vollem Umfang für die Aufgabe des Psychologen innerhalb der Musiktherapie gilt, versteht sich von selbst. Die Psychologie liefert ja auch einen großen Teil der wissenschaftlichen Grundlagen und legt einen großen Teil der Lernziele fest, während die Musiktherapie die Mittel zur Verfügung stellt, mit denen sie diese Ziele zu realisieren versucht.

Elemente der Musiktherapie (Geräusche, Töne, Rhythmen, verschiedene Klangfarben, bestimmte musikalische Formen) werden in der psychologisch orientierten Musiktherapie nicht mehr ausschließlich zur Aufmerksamkeitsförderung, zur Erziehung zum bewußten Hören, zur Vermittlung rhythmisch-musikalischen Erlebens usw. eingesetzt, sondern darüber hinaus gezielt als Verstärker im Sinne der Verhaltenstherapie verwendet.

Ein Beispiel: Ein erethisches Kind läßt man nicht trommeln, damit es während des Trommelns wenigstens ruhig sitzt, nichts «anstellt», oder sich «abreagiert», was unter Umständen sogar vorübergehend zu einer Verstärkung der Unruhe führen kann. Vielmehr wird eine gezielte, zeitlich begrenzte Trommelübung als Belohnung für kurzzeitiges ruhiges, d.h. nicht erethisches Verhalten angeboten. Dabei muß natürlich zunächst die Frage geklärt werden, ob das Kind überhaupt gerne trommelt. Für die Bedeutung musiktherapeutischer Elemente in der Verhaltenstherapie als Verstärker gibt es mehrere Gründe:

1. Die üblicherweise verwendeten primären Verstärker besitzen einige Nachteile (bei stoffwechselkranken oder bei übergewichtigen Kindern sind Süßigkeiten und oftmaliges Essen als therapeutische Belohnung nicht angezeigt). Sie sind sowohl aus medizinischen, als auch aus psychologischen Gründen abzulehnen. Dazu muß bemerkt werden, daß das sogen. Ab-Konditionieren bei behinderten Kindern extrem schwierig ist und das behinderte Kind auch außerhalb der verhaltenstherapeutischen Situation von Verwandten und Bekannten mit diesen Verstärkern verwöhnt werden («das arme Kind hat ja nichts anderes!»).

2. Die Belohnung als verhaltenstherapeutisches Prinzip ist auch im musiktherapeutischen Sinn eine gezielte Übungseinheit. Dies bedeutet Therapie als Belohnung in der Therapie, womit der Erfolg maximiert werden kann.

3. Wenn die Hörfähigkeit erhalten ist, aber auch noch beim Vorhandensein von Hör-Resten, wird mit der Musiktherapie die akustische Perzeption gebahnt, geübt und trainiert. Daß hier die musikalisch-rhythmische Aufnahmefähigkeit, ein psychologisches Achsensymptom aller Hirngeschädigter, des behinderten Kindes eine wesentliche Rolle spielt, steht außer Zweifel.

Der Vorteil eines solchen Therapie-Modells liegt darin, daß durch das ständige Ineinander von praktischer Therapie und Kontrolle im Sinne des therapeutischen Konzepts die Möglichkeit gegeben ist, die individuellen und spontanen Reaktionen des Kindes flexibel aufzunehmen, ohne auf eine gewisse wissenschaftliche Basis verzichten zu müssen.

«Kind-gerechte» Therapie also mit einer Kontrolle, die bei aller Subjektivität der Kontrolle doch ein Urteil, ein verwertbares Urteil gestattet.

Obwohl dieser Arbeitsweg viel Mühe, vor allem aber kritische Selbstkontrolle verlangt, ist es doch ein Weg zu einer, wenn auch nur bedingten Quantifizierbarkeit jedes einzelnen Schrittes.

Die Psychologie also und der interessierte Psychologe und Psychotherapeut können in der Musiktherapie große Hilfestellung geben. Sie haben jene Hinweise zu geben, die, weit über ärztliches Wissen hinausgehend, das Verhalten des Kindes zu steuern versuchen. Wenn der Therapeut also den Psychologen und den Arzt benötigt, dann im Interesse des Behinderten, aber auch im Interesse des Therapeuten und seiner Bemühungen.

Teamarbeit hängt, wie schon an anderer Stelle betont, wesentlich von der fachlichen Zusammensetzung und Qualität des Teams ab. Ob es aber als Team funktioniert, wird weitgehend von der Frage bestimmt, wieviel der einzelne des Teams von der Arbeit des anderen weiß und sie respektiert.

Ärztliche und psychologische Hilfe sind natürlich für die als Co-Therapeuten eingesetzten Angehörigen von besonderer Bedeutung. Daß Arzt, Psychologe und Therapeut sich verständlich, ausreichend und eingehend artikulieren können müssen, ist Selbstverständlichkeit. Wenn ein Therapie-Modell scheitert, so fast immer aus 3 Gründen:

1. Mangelhafte oder fehlende Kommunikation
2. Mangelnder Respekt vor der Arbeit des anderen
3. Mangelhaftes Wissen um Kind und Methode

Das ausgewogen arbeitende Team wird auch ausreichende Ergebnisse erarbeiten, es wird Schlüsse ziehen, Strategien entwickeln und für die Zukunft planen.

Heute scheint es, arbeiten viele, allzuviele Musiktherapeuten bzw. Co-Therapeuten im luftleeren Raum, gleichsam am Trapez ohne Netz.

9. Angewandte Musiktherapie

Die intensive Beschäftigung mit geschädigten Kindern, die die unter-
schiedlichsten Krankheitsbilder aufweisen, stellt den Therapeuten vor
die Aufgabe, für die einzelnen pathologischen Erscheinungsformen
Therapiepläne auszuarbeiten, die natürlich noch für jedes Kind individuell abgewandelt werden müssen. Noch sind wir nicht in der Lage,
statistisch auswertbare Fakten anzugeben, d.h. für jedes Krankheitsbild zumindest das Gerüst eines Therapieplans zusammenzustellen.
Die durchgeführten Untersuchungen, die aufgezeichneten Beobachtungen und Erfahrungen erlauben es, Eltern und Betreuern praktische
Hinweise zu geben, welcher therapeutische Weg im gegebenen Fall ein-
zuschlagen ist. So ergab z.B. eine Untersuchung, daß die Melodiemerkfähigkeit Mongoloider nicht durch das Wort bzw. den Textinhalt
oder die Stimme, sondern am leichtesten durch Gestik erreicht wird.
Wir meinen, daß solche Ergebnisse auch bei der Ausarbeitung von
Lehrplänen von Bedeutung sein können. (RABENSTEINER, SKULEK).
Häufig wird auch die gestörte Motorik durch übersteigerte Ängstlich-
keit zusätzlich belastet und es entstehen falsche Bewegungsmuster.
Trommelrhythmen können auf das Kind so faszinierend wirken, daß
es zu Spontanleistungen kommt, welche behutsam aufgegriffen und
weitergeführt werden können.
Seit vor nunmehr 20 Jahren Musiktherapie in den Gesamtbetreuungs-
plan für Gehirngeschädigte aufgenommen wurde, bemühen sich die
Vertreter dieser Disziplin, Verhaltensbeobachtungen bis ins kleinste
Detail aufzuzeichnen. Durch die Auswertung dieser Beobachtungen
lernte man, beim Patienten einen Prozeß hervorzurufen und kontinu-
iererlich weiterzuführen, der drei entscheidende Phasen erkennen läßt.
Man gelangte zu der Auffassung, daß, wenn auch zeitlich differenziert, aber unabhängig vom Schweregrad der Schädigung, alle Behinderten diesen Prozeß durchlaufen können, wobei natürlich nicht jeder
die Einzelziele der jeweiligen Phase erreichen kann. Jedoch bereits
während der 1. Phase ist es möglich, entsprechend dem Leitsymptom,
das klinisch, psychologisch und in seiner Auswirkung auf die Entwicklung des Kindes, seine Beziehung zur Umwelt und sein Verhalten im
Vordergrund steht, individuell einen Therapieplan zu erstellen.
Bevor nun auf diesen Lernprozeß genau eingegangen wird, wollen wir
die charakteristischen Merkmale der einzelnen Phasen festhalten:

1. Phase: Sensibilisieren = die Empfänglichkeit für den akustischen Reiz muß geweckt bzw. geschult werden.

Sammeln von Erfahrungen durch Gehöreindrücke bzw. Hörerlebnisse = Vielseitiges Anbieten akustischer Reize zielt auf psychische und physische Reaktionen der Patienten ab, um diese zu registrieren. Außerdem erfährt der Patient *Grundlagen der musikalischen Elementarerziehung* (= das Kind erfährt Tonhöhe, Dynamik, Rhythmus).

2. Phase: Stimulieren unter Einsatz der Errungenschaften der 1. Phase = Interesse des Kindes weiterführen bzw. gezielt auf das Verhalten abstimmen. Eigenaktivität des Kindes fördern. Vorwiegend noch Einzeltherapie.

3. Phase: Motivieren = Erste Ansätze zur Kreativität üben und weiterführen. Musik hören, kreativ zu hören, selbst auszuüben, wird zum Bedürfnis. Der Patient wird unabhängig vom Musiktherapeuten. Dieser wird Gruppenmitglied beim Musizieren und freundschaftlicher Berater.

ad 1)

Unter der «1. Phase» verstehen wir jene Zeitspanne, in der das Kind — sofern die Aufmerksamkeit geweckt werden konnte — bereit ist, im akustischen Bereich Erfahrung zu sammeln und deshalb vielseitig interessiert werden kann. Welche Zeit wir dem Kind für diese 1. Phase einräumen müssen, wird von verschiedenen Faktoren abhängig sein: Schweregrad der Schädigung, Umweltbedingungen, Individualität des Kindes, Verhalten im Sozialbereich u.a.m. Entscheidend für diese Zeit ist, daß wir unsere Ansprüche nicht forcieren, sondern dem Kind Zeit lassen, solange Erfahrungen zu sammeln, als es dazu bereit ist bzw. solange es uns gelingt, dem Kind immer wieder neue Gelegenheiten dafür zu bieten.

Der Erfolg der Therapie hängt nicht zuletzt davon ab, wieweit es gelingt, das Kind immer wieder neu anzuregen, zu stimulieren. Die erste Aufgabe liegt nun darin, beim Kind Aufmerksamkeit und Interesse für akustische Reize zu wecken. Das Kind erwirbt sehr rasch die Fähigkeit, immer wieder aufs Neue angeregt werden zu können, sofern der Therapeut seinerseits darauf bedacht ist, keine Langeweile aufkommen zu lassen. Empfänglichkeit für akustische Reize wird am Anfang am ehesten durch verschiedenartige Geräusche erreicht.

Erhält man z.B. eine erhoffte Reaktion, sobald ein Schellenband am Fuß des Kindes befestigt wurde (Zwang zur Bewegung, um klanglich wahrgenommen zu werden) oder die nackten Füsse das vibrierende

Fell einer geschlagenen Trommel berühren, dann kann die Vibration ein neues Körpergefühl wecken, das zur Aktivität drängt. Behutsam weitergeführt kann diese Aktivität in einer musikalischen Form eine Funktion bekommen. Das Kind wird dadurch immer wieder stimuliert.

Mit Hilfe des Tonbandes kann der Therapeut dem Kind verschiedene Geräusche anbieten: Geräusche aus seiner unmittelbaren Umgebung (Straßenlärm, Tellergeklapper, Türenschlagen, Lichtschalter anknipsen u.v.a.m.), Naturgeräusche (Sturm, Donnergrollen, Wasserrauschen etc.), aber auch Geräusche, die dem Kind vollkommen fremd sind. Ob das behinderte Kind für das eine oder andere Geräusch Ablehnung oder Interesse zeigt, bedeutet gleichviel. Entscheidend ist nur, daß eine Reaktion erfolgt. In manchen Fällen wird die gewünschte Sensibilisierung erst durch eine *Desensibilisierung* erreicht, d.h., Kinder, die vornehmlich verschiedenen Lärmeinwirkungen ausgesetzt sind (Radio, Fernsehen) müssen erst lernen, aus diesem akustischen Chaos das einzelne Geräusch herauszuhören. Auch hier ist das Tonband ein unentbehrlicher Helfer des Therapeuten.

Ist beim Behinderten keinerlei Aktivität vorhanden, muß der Musiktherapeut die bescheidensten Reaktionen aufgreifen und langsam intensivierend weiterführen. An diesem Punkt kommt der Musiktherapie eine ganz bedeutende Rolle zu, denn sie hat durch ihre ganz individuelle Vorgangsweise die Möglichkeit, dort kleinste Teilerfolge zu erzielen, wo die doch etwas starren Testmethoden anderer Disziplinen versagen.

Eine intensive Zusammenarbeit aller Betreuer, die dazu beitragen könnte, gewisse Kommunikationsschwierigkeiten zu überbrücken, wird immer notwendiger. Daß nur von einem erfahrenen Therapeuten und vornehmlich nur in Einzeltherapie Ansatzpunkte zu Entwicklungsmöglichkeiten beim Behinderten gefunden werden können, ist verständlich. Für das Auffinden oder Umfunktionieren gewisser Aktivitäten des Kindes kann kein «Rezept» gegeben werden; allerdings sammelt der Musiktherapeut im Laufe seiner Praxis an Hand verschiedenster Fälle so viel Erfahrung, daß es ihm dann möglich ist, Informationen weiterzugeben. Im Erfahrungsaustausch unter Musiktherapeuten könnten solche informative Mitteilungen zu neuen Denkanstößen im Gesamt-Therapie-Plan führen.

Auf welche Weise beim Schwerstbehinderten Aktivitäten angeregt oder auch umfunktioniert werden können, mag an einigen Beispielen gezeigt werden:

a) Bei einem schwer geschädigten Kind war es z. B. nicht möglich, auch nur die kleinste Reaktion auf akustische Reize zu entlocken. Ein zu Boden fallendes Becken wurde ebenso nicht wahrgenommen wie lautes Schlagen auf eine Trommel. Das daraufhin über dem Kopf des Patienten in Schwingung versetzte Becken veranlaßte das Kind dazu, den Kopf zu wenden und zeigte so die erste Reaktion. Der Therapeut registrierte als Ansatzpunkt zu weiteren Übungen die Empfänglichkeit des Kindes für Tonschwingungen, d. h. es mußte versucht werden, über das Vibrationserlebnis die Ansprechbarkeit für akustische Reize zu schulen. Bei schlaffen Lähmungen lassen sich durch direkte Reizung der Muskeln, der Finger u. Zehenspitzen durch das angeschlagene Becken, das an die Körperstelle angelegt wird, verblüffende of erstmalige muskuläre «Antworten» erreichen.

b) In einem anderen Fall spielte der Therapeut einem Kind mit negativ ausgefallenem Hörtest, auf einem lang klingenden Instrument mit tiefen Frequenzen (Nachhall regt zum «Nachlauschen» an) betont rhythmisch zwei Töne und singt dazu «bim» — «bam» — «bim» — «bam». Nach einigen Wiederholungen bricht der Therapeut abrupt ab und unterbricht somit den musikalischen Ablauf. Trotz «Taubheit» ergänzt das Kind die kleine musikalische Folge, indem es «bam» sagt. Daraus darf geschlossen werden, daß im stark ausgeprägten rhythmischen Empfinden des Kindes, in Verbindung mit niederen Frequenzen, möglicherweise Therapieansätze zur Aktivierung von Hörresten und zur Sprechbereitschaft gefunden werden können.

c) Den bei Behinderten häufig auftretenden Stereotypien begegnet der Therapeut wirksam, indem er versucht, diese festgefahrenen Bewegungen umzufunktionieren. Handelt es sich beim Pat. beispielsweise um eine Schaukelstereotypie, gleicht sich der Therapeut zunächst dem vorgegebenen Rhythmus an, verändert ihn dann aber systematisch, d. h. der gleichbleibende Rhythmus wird zuerst zeitlich verändert, dann zu einem rhythmischen Motiv geformt und schließlich in eine musikalische Form gebracht, z. B. Rondoform. So kann der Behinderte langsam dazu gebracht werden, vom Stereotypen abzugehen, sich dem neuen Rhythmus nicht nur anzupassen, sondern seine Bewegung in eine sinnvolle umzudeuten.

Da *Stereotypien* oft in Aggression oder Autoaggression ausarten, sucht man sie nicht nur umzufunktionieren, sondern der Therapeut bemüht sich auch, ihre Ursachen herauszufinden. Man hat erkannt, daß diese Bewegungsschemen oft Ersatzhandlungen darstellen; so wird z. B. die so häufige «Flügelschlagstereotypie» anstelle eines Ausdrucksmittels, etwa eines Wollens, eingesetzt. Wieweit Stereotypien dem Komplex «Hospitalismus» zuzuschreiben sind, muß natürlich ebenso untersucht werden.

Analysiert man mehrere Bewegungsschemen, läßt sich feststellen, daß sie häufig einem gewissen Ablauf, bestehend aus Spannung — Höhepunkt — Entspannung unterworfen sind; dies ist also ein Vorgang, der selbst bei Autoaggression eine gewisse lustbetonte Handlung darstellt. Zum klaren Verständnis wollen wir versuchen, Stereotypien graphisch festzulegen:

Schaukelstereotypie:

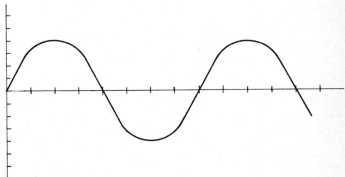

Schlagen auf beide Füße und Fingerschnalzen:

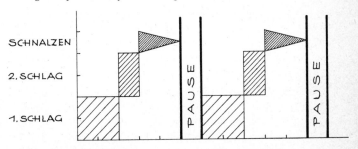

Sobald der Therapeut den Spannungs- und Entspannungsvorgang der Stereotypie bei seinem Schützling erkannt hat, kann er ihr in Erziehung und Spiel zielbewußt begegnen. Zunächst wird er versuchen, die Stereotypie — bleiben wir hier bei unserem graphisch dargestellten Beispiel — rhythmisch aufzulösen und das Bewegungsschema auf einem Schlaginstrument zu begleiten.

37

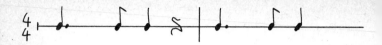

Das rhythmische Modell kann dann im weiteren Verlauf melodisch ausgebaut werden; etwa:

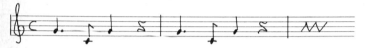

Sobald der Behinderte beginnt, sich der nun übertragenen Stereotypie anzupassen, wird der Therapeut sein Motiv leicht variieren und so ganz langsam versuchen, der bisher automatisch ablaufenden Stereotypie einen dem Behinderten bewußt werdenden Inhalt zu geben.

Der Beginn der therapeutischen Betreuung eines Behinderten ist immer auf «Säuglingsniveau», jedoch dem Entwicklungsalter, dem Intelligenzalter und der Entwicklungsstufe angepaßt.

Schon die ersten Spiele, die eine Mutter mit ihrem Baby spielt, beruhen auf einem «spannungsgeladenen» Vorgang. Denken wir an das jedem bekannte «Bocki, Bocki, stoß». Die Mutter nähert sich beim «Bocki, Bocki» der Stirn des Kindes, um beim «stoß» mit dem Kopf des Kindes zusammenzustoßen. Keine Mutter wird die Spannung, die sie bewußt hervorgerufen hat, durch zu häufige Wiederholungen frühzeitig abschwächen, sondern eine Steigerung anstreben. Die größte Intensität der «Spannung» erreicht sie, indem sie nur solange wiederholt, wie es vom Kind erwartet wird; es kommt nämlich schon nach einigen «Bocki, Bocki» der sich nähernden Stirn der Mutter entgegen, sorgt so für «Entspannung» und findet darin einen besonderen Spaß.

Die Mutter wird ihrerseits die Auflösung der spannungsvollen Erwartung variabel gestalten und kleine Überraschungen einbauen. Das Gewohnte durch Überraschung neu beleben, den erwarteten Effekt leicht umwandeln oder die endgültige Auflösung hinausschieben, das alles sind Momente, die den Menschen direkt ansprechen, seine Aufmerksamkeit wecken und ihn zum Miterleben herausfordern. Am Höhepunkt einer angestrebten «Spannung» überwindet der Behinderte eher seine Hemmung und Neues wird am leichtesten erkannt, «erlernt», wahrgenommen. Hier ist der Ansatzpunkt für weitere Therapieziele gegeben.

In vielen Fällen, auch bei schweren Schädigungen ist es möglich, durch eine *affektbesetzte Stimme* Reaktionen hervorzurufen. Auf Stimmen, die Freude, Angst oder Schmerz ausdrücken, reagieren oft auch Schwerstbehinderte, ja es ist sogar möglich, damit zu einem vorher nicht vorhandenen Blickkontakt zu kommen, der ja für viele Spezialtherapien eine unerläßliche Voraussetzung darstellt. Das Erfassen des emotionellen Inhalts einer Stimme kann vom Therapeuten mit den einfachsten Mitteln beginnend — also etwa Aufnahmen einer weinenden, lachenden oder zornigen Stimme — geschult werden. Die Musikliteratur kennt in jeder ihrer Sparten eine Fülle von Beispielen, die dem Behinderten geboten werden können. Während die Kunstmusik eher mit Hilfe der Tonsymbolik den emotionellen Charakter einer musikalischen Aussage unterstützt, benützen der Jazz, die Schlagermusik und auch Vertreter der leichten Muse am unmittelbarsten die affektbetonte Stimme als Ausdrucksmittel. Wir alle kennen die heisere Stimme eines Louis Armstrong oder den sentimentalen Ausdruck bei Elvis Presley. Die «Heurigen-Lieder» finden in weinseliger, schwankender Stimme ihre gewollte Interpretation und auch der mit magyarischem Akzent sprechende oder singende Operettenbuffo steht nicht nur in historischer Tradition. Für unsere Kinder werden wir in guten als Hörspiel gestalteten Märchen und Sagen viele Beispiele für die affektbesetzte Stimme finden. Parallel zum akustischen wird nun auch das Verständnis für den *mimischen Ausdruck* herangebildet.

Greifen wir nun wieder darauf zurück, daß wir damit begonnen haben, unsere behinderten Kinder durch *Geräusche* zu aktivieren. Jedes Geräusch läßt sich zu einem rhythmischen Motiv entwickeln und dieses ist bereits vielseitig verwendbar. Der Rhythmus kann mit den Händen geklopft oder auf verschiedenen Instrumenten geschlagen werden. Er kann einzeln in einem Motiv oder in einer Wiederholungskette gebracht und mit Schwerpunkten versehen werden. Verhältnismäßig rasch übernimmt das Kind, auch in Fällen schwerer Schädigungen, fast unbewußt den vorgegebenen Rhythmus. Hat man erst genau beobachten gelernt, wird man auch jenen Moment erkennen, an dem das Kind das rhythmische Modell erfaßt hat, seine Wiederholung erwartet oder auch sich gelangweilt abwenden will, was durch einen musikalischen Überraschungseffekt verhindert werden kann.

Ein weiterer meßbarer Aspekt beim Gehörseindruck ist die *Tonhöhe*. Ständiges Bemühen, mit meßbaren Aspekten ein Therapie-System aufzubauen, kann zu wissenschaftlich auswertbaren Beobachtungen führen. Das Unterscheidungsvermögen für Tonunterschiede ist nicht nur eine der wichtigsten Voraussetzungen für ein Musikerlebnis, sondern auch für Sprachanbahnung und Sprachverständnis. Wir konnten beobachten, daß es keine Schwierigkeiten gibt, dieses Unterscheidungsvermögen zu wecken, zu trainieren und weiterzuentwickeln, um in der Folge schon mit zwei Tönen therapeutische Ziele anzustreben. Der Quintabstand bietet sich aus mehreren Gründen als besonders geeignet an: Der Höhenabstand ist bereits groß genug, um den Unterschied wahrzunehmen. Auch stößt die Intonation der Quint kaum auf Schwierigkeiten, da sie ja die Ecktöne unseres Dreiklangs bildet. Dadurch wird auch die Grundtonbezogenheit rasch erlebt bzw. erlernt. Zahlreiche Lieder lassen sich im Fünftonraum bereits zusammenstellen, die uns weiter behilflich sein können. Grundton und Quint bieten unbegrenzte Möglichkeiten der Begleitung. Im Anschluß daran kann die Oktave und die Terz spielend erlernt werden. Mit diesem kleinen musikalischen Vokabular sind alle Voraussetzungen für eine individuelle, dem Schweregrad der Schädigung entsprechende Musiktherapie geboten.

Nun liegt es am Therapeuten, mit diesen erarbeiteten musikalischen Bausteinen ein reichhaltiges, für den Behinderten immer wieder interessantes Programm zusammenzustellen. Das *Moment des Wollens* zur aktiven Mitarbeit des Patienten darf nicht ungenützt verstreichen. Der Therapeut wird hier z. B. den erwarteten Schluß eines dem Pat. bereits bekannten Motivs variieren. Dies bedeutet für das Kind Überraschung oder Enttäuschung, die sich in Gebärde, aber auch nur im Ausdruck der Augen zeigt. Schließlich kommt es nicht selten vor, daß das Kind bei solchen Übungen die erste Aktivität ausdrückt. Dieser Einsatz kann nun auch auf andere therapeutische Ziele, wie Sprachanbahnung, Begriffsbildung, Wortschatzerweiterung u. a. m. übertragen werden. Die Beobachtung lehrt uns, daß viele behinderte Kinder eine instinktive Fähigkeit im *Nachvollziehen* und *Nachempfinden* von festgesetzten Formen besitzen. Sie neigen oft zum «*Ritualisieren*», d. h. eine Handlung wird nur unter bestimmten Bedingungen ausgeführt. So legt z. B. ein Kind unbedingten Wert darauf, daß ihm seine Kleidungsstücke immer in der gleichen Reihenfolge angezogen werden, und es reagiert unwillig oder aggressiv, zieht man ihm nicht, wie gewohnt, zuerst das Hemd und dann die Schuhe, sondern umgekehrt an. Dieses «Ritualisieren» trifft auch auf den Hörbereich zu, und das ausgeprägte rhythmisch-musikalische Empfinden begünstigt diese Eigenheit. Wird ein System angenommen und nachempfunden, so wird jede Unregelmäßigkeit oder Änderung der vorgegebenen Form als störend empfunden. Als Folge davon zeigt sich wieder eine Reaktion (Unlust oder Aufmerksamkeit) des Kindes, die vom Therapeuten ausgewertet wird.

In dieser 1. Phase der Entwicklung des behinderten Kindes ist es nun dem Therapeuten gelungen, eine gewisse Wahrnehmungstüchtigkeit im akustischen Bereich zu wecken. Es hat gelernt, hoch—tief, laut—leise, langsam—schnell und auch in bescheidenem Rahmen Klangfarben zu unterscheiden. Es wurden Mittel und Wege entdeckt, die psychische Verfassung des Kindes zu beeinflussen; auch hat das Kind Kenntnisse erworben, die ein systematisches Stimulieren zulassen. So zeigt sich beim Kind eine gewisse Imitationsbereitschaft und auch Interesse, Ablehnung oder Bevorzugung für gewisse Instrumente, Melodien oder Rhythmen. Sein Verhalten hat an Disziplin gewonnen und so kann es nun, sofern es motorisch dazu imstande ist, Aufforderungen wie «setz dich», «bleib sitzen», «heb das auf» einigermaßen nachkommen und das nicht schematisch, sondern bewußt und spontan.

Der Zeitpunkt, zu dem das Kind für die 2. Phase reif geworden zu sein scheint, darf nicht versäumt werden. Zu leicht wird sonst Musiktherapie von diesem Moment an zu einer lustigen Musikstunde, in der das Kind wohl lustbetont mit musikalischen Mitteln spielt bzw. mit solchen beschäftigt wird. Das Kind lernt aber für die Zielsetzung nichts dazu, es wird also nicht mehr für ein Therapieziel gefordert. Konnte ein «Lernenwollen» bereits geweckt werden, so darf es auch nicht an Gelegenheiten zu Erfolgserlebnissen fehlen, sonst sinkt die Intensität des Wollens wieder.

ad 2)

Im Vergleich zur ersten Entwicklungsphase nimmt nun dieser Abschnitt einen wohl nicht weniger intensiven, aber in seinem Ablauf doch kürzeren Zeitraum ein. Stand bis jetzt das Anregen zur Aufmerksamkeit und Interesse des Kindes im Vordergrund, werden nun die Reaktionen in gelenkte Bahnen geführt. Bisher genügte es, Töne, Intervalle und die Tonleiter zu erkennen, dynamische Unterschiede wahrzunehmen und einfache Rhythmen auseinanderzuhalten. Nun lernt das Kind den Schluß einer Melodie abzuwarten, um ihn mit einem Beckenschlag oder dem Grundton zu bekräftigen. Es wird dazu angeleitet, selbst auf einem Xylophon die Tonleiter, später in einem vorgegebenen Zeitmaß, zu spielen und sich einem verlangten Rhythmus anzupassen. Der Musiktherapeut muß hier über eine gut fundierte musikalische Literaturkenntnis verfügen, um für diese Übungen die geeignetsten Lieder, Musikstücke und musikalischen Spiele herauszusuchen. Er hat die Aufgabe, Eltern und Betreuer über seine therapeutische Vorgangsweise genau zu unterrichten, damit auch außerhalb der Therapiestunden das Erworbene geübt und gefestigt wird. Es ist leider eine traurige Tatsache, daß viele Erwachsene einen mehr als dürftigen Kinderliederschatz besitzen, und noch unverständlicher ist der Umstand, daß sich viele Eltern gleichsam genieren, oder infolge einer irgendwie andersgearteten Hemmung nicht dazu imstande sind, mit ihrem Kind zu singen oder zu spielen. Nicht selten steht dann der Therapeut vor der grotesken Situation, daß er nicht recht weiß, wer hier wohl zu unterrichten sei, das behinderte Kind oder seine Eltern. Der Abschnitt «Musiktherapie in der Familie» mit dem dazugehörigen Notenanhang am Schluß des Buches kann hier vielleicht einige Schranken durchbrechen. Ein weiterer Schwerpunkt der 2. Phase liegt in der Beeinflussung der Verhaltensweisen des Kindes. Art und Schweregrad der Behinderung, aber auch die Persönlichkeit des Kindes sind Richtlinien für den Therapeuten, auf welche Weise er, sei es mehr mit rhythmischen, dynamischen oder melodischen Mitteln, das Verhalten des Kindes am günstigsten beeinflussen kann. Das Sich-anpassen-lernen des Kindes an Vorgegebenes stellt eine große disziplinäre Anforderung an das Kind und ist von eminenter therapeutischer Bedeutung. Das Kind lernt warten, die Konzentration wird auf Zeit geschult und nach und nach muß es, ohne durch den Therapeuten angeregt zu werden, von selbst zum richtigen Zeitpunkt agieren. Nur wer die Freude eines spastisch gelähmten Kindes erlebt hat, wenn es sich zum ersten Mal ohne Unterbrechung einem Rhythmus anpaßt, wird erkennen, wie mit einfachsten musikalischen Elementen wichtige therapeutische Arbeit geleistet werden kann. Wissen wir doch, daß diese Errungenschaften auf andere Gebiete umgesetzt, die Entwicklung des Kindes in hohem Maße fördern. Natürlich muß der Behinderte auch lernen, Mißerfolge zu ertragen. Was es für das Kind z. B. bedeutet, rhythmisch nicht zeitgerecht den achten Ton (Grundton) der Tonleiter zu treffen, obwohl er musikalisch erwartet wird, können Außenstehende nicht ermessen. Es setzt alles Bemühen ein und wächst förmlich über seine Behinderung hinaus.

ad 3)

Konnte in den ersten beiden Phasen das Interesse des Patienten für den akustischen Bereich geweckt und geschult werden, ist es möglich, der Diagnose entsprechend ein Schwerpunktprogramm aufzubauen. Unter dem Schwerpunkt verstehen wir jenes Therapieziel, das jeweils beim Behinderten im Vordergrund steht und im besonderen zu unterstützen ist: Sprach-, Physiotherapie, Teilbereiche der schulischen Erziehung, Verhaltenstherapie oder Psychotherapie. Die Erfahrung hat gezeigt, daß Instrumentalunterricht in gewissen Fällen geeignet ist, solche Therapieziele zu unterstützen. Auf die Schwierigkeiten bzw. Besonderheiten in der Pädagogik mit Behinderten muß aber immer wieder hingewiesen werden. Der Pädagoge muß wissen, daß nicht *gelernt*, sondern daß jeder Begriff über den emotionalen Bereich *erlebt* und im ständigen Nacherleben ausgedrückt wird. Dies gilt vom Erlernen des Notenlesens bis zum Blattspielen. Ein Pädagoge, der das Erfolgserlebnis, jenes unentbehrliche Mittel der permanenten Motivation nur durch Leistungsdruck zu erzielen weiß, wird sehr bald scheitern. Er darf nie vergessen, daß in dieser speziellen Situation der Beschäftigung mit Behinderten nicht das Resultat, sondern ein Prozeß angestrebt wird. So muß also z. B. der Pädagoge, wenn er als Musiktherapeut fungiert, wissen, welcher Prozeß angestrebt wird, wenn es gilt, nur ein ganz kleines Musikdiktat — eine Aufgabe, die viele Kinder mit einem IQ zwischen 40—50 bewältigen können — aufzuschreiben.

Ein weiterer Schritt ist das Selbständigwerden des Patienten beim Musik-hören. (Die kurze Werkübersicht im Anhang zeigt, wie man den Behinderten zum Hören erziehen kann.) Ein Weg führt über Erziehung zur Kreativität, wobei unter Kreativität, im Unterschied zur FREUDschen Definition, das Wecken eines menschlichen Potentials, das somit auch beim Behinderten vorhanden ist, verstanden werden will. Bei ihm muß dieses Potential allerdings speziell geweckt und gefördert werden. So gesehen bedeutet Kreativität Hilfe in der Bewältigung des Lebens. In gleicher Weise wie das Hören muß das selbständige Musizieren beim Behinderten gefördert werden.

Schon mit wenigen musikalischen Kenntnissen kann er bei geschickter Anleitung zur musikalischen Improvisation gebracht werden. Entscheidend ist, daß der Patient im Stande ist, eine einfache musikalische Phrase zu bilden, also einen «Anfang» und ein «Ende» zu setzen. Wie sehr gerade in dieser Improvisation ein Verhalten auch negativ verstärkt werden kann, zeigt nämlich die Neigung zur «endlosen Melodie» ohne Anfang und Ende, die unter Umständen den Redeschwall, das Aneinanderreihen von Nebensätzen ersetzen will, was es im besonderen Fall vielleicht gerade abzubauen, zu «behandeln» gilt.

Ein musikalisches Werk, mit den einfachsten Mitteln zu rhythmisieren, ermöglicht unzählige Therapieziele anzustreben. Es erfordert musikalisches Einfühlungsvermögen und kann ungeahnte Hör- bzw. Musikerlebnisse hervorrufen. Die Aufgabenstellung an sich führt zwangsläufig bereits zu verschiedenen musikalischen und therapeutischen Teilzielen, z. B. beim Erlernen verschiedener Schlagtechniken auf der Handtrommel, auf Pauken oder selbst erfundenen Ersatzinstrumenten. Der Therapeut hat die Möglichkeit, dem Patienten das Üben am Instrument, den solistischen Einsatz, die Gruppe und vieles andere als «notwendig» erkennen zu lassen. Wieder muß ausdrücklich betont werden, daß dem Niveau besonders in dieser Phase keine Grenzen gesetzt sind. Die Vielseitigkeit des Therapeuten und seine Unvoreingenommenheit bezüglich Instrumente und Literatur entscheiden über eine weitere Förderung des Patienten.

Die Tonbandkassette kann hier schier unschätzbare Dienste leisten, wenn der Therapeut solche Übungen mit dem Behinderten aufnimmt. Der Patient hört sich agieren, erkennt seine Fehler und wird von den spontanen Anregungen des Therapeuten zur Verbesserung seiner Tätigkeiten angespornt.

10. Musiktherapie in der Familie

Musizieren in der Familie als unterstützender Faktor für die Musiktherapie

Es muß doch zu denken geben, daß man immer wieder auf Personen trifft — und dieser Kreis ist bei Gott kein kleiner — die mit dem Terminus «Musiktherapie» wenig, um nicht zu sagen gar nichts anzufangen wissen. Dies hat sicher mehrere Ursachen: Zum ersten ist dieser Therapiezweig ein relativ junger und in der Fachwelt der Ärzte und Psychologen nicht einheitlich anerkannter; daraus folgt als zweiter Grund, daß Musiktherapie als Wissenschaft noch sicherlich einer weitaus breiteren Fundierung bedarf, und nicht zuletzt sehen sich viele Eltern und Erzieher nicht in der Lage, mit ihren behinderten Kindern «Musiktherapie» zu betreiben. Sie hören, daß ihr Kind «motiviert» werden soll, daß man ihm mittels Musik zu «Erfolgserlebnissen» verhelfen soll und haben keine blasse Ahnung, wie sie, die «magischen Kräfte» der Musik nicht kennend, diese in ihrem Kind wecken sollen. Über eines aber sollen sich Eltern von vornherein klar sein: Ein noch so ausgezeichneter Musiktherapeut kann auf die Dauer ohne verständnisvolle Mithilfe der Familie die musikalischen Saiten in ihrem Kind nur anrühren, aber nicht zum Klingen bringen. Dieses Problem verliert viel von seinem Schrecken, wenn wir «Musiktherapie» als eine spezialisierte Art von Musikerziehung betrachten. Der gute Musikerzieher vermittelt nicht nur Fachwissen, sondern wirkt, indem er die Schüler Musik betreiben, hören und erleben lernt, persönlichkeitsbildend. Wir haben bei unseren behinderten Kindern, natürlich auf anderer Ebene, die ganz gleichen Aufgaben. Musik wirkt in vielfältiger Form, sie löst Gefühlsregungen aus, kann beruhigen, anregen und erheitern, sie spricht also die ganze breite Palette menschlicher Emotionen an. Dabei spielt die Musikalität des Einzelnen, ein ohnedies noch nie ganz glücklich definierter Begriff, sicher nur eine sekundäre Rolle. Man vertritt heute vielfach die bestimmt richtige Ansicht, daß es keine unmusikalischen Kinder gibt. Der gute Musikerzieher erlebt immer wieder das Erstaunen «unmusikalischer» Eltern über das Musikinteresse ihrer «unmusikalischen» Kinder. Auch in diesem Punkt soll kein Unterschied zwischen gesunden und kranken Kindern gesehen werden. Beim behinderten Kind gilt es zu allererst festzustellen, wo und wie man mit der Musikbetätigung einsetzt. Dies ist wohl einzig und allein

Sache des Musiktherapeuten, der auf Grund seines Wissens und seiner Erfahrung weiß, auf welche Art mit dem Kind Musik betrieben werden soll. Er wird unter Umständen das eine oder andere Instrument nicht verwenden, das unerwünschte Reaktionen hervorruft und auf der anderen Seite Klangfarben, Melodie- und Rhythmusmodelle finden, auf die das Kind günstig anspricht. Hier gibt es sicher für die einzelnen Krankheitsbilder bestimmte Richtlinien, die den Eltern einen Rahmen zeigen, innerhalb dessen sie die Musikausübung mit ihrem Kind gestalten können. Und hier sind wir bei dem Punkt angelangt, wo die Familie zum wichtigsten Helfer für den Musiktherapeuten wird; nur sie kennt ihr Kind genau und gewährleistet dadurch die unerläßliche, absolut individuelle musikalische Betreuung. Bringen wir dazu ein konkretes Beispiel: die meisten Kinder zeigen beim Hören von ländlicher Blasmusik freudige Reaktion. Die Ursache dafür kann äußerst vielfältig sein. Das eine Kind erinnert sich an Platzkonzerte am Urlaubsort und assoziiert somit Urlaubsgefühle, ein anderes Kind fühlt sich von Rhythmus und Melodie zum Tanzen oder Marschieren angeregt, einem dritten gefällt die Klangfarbe eines Blasorchesters, und nicht zuletzt kann auch ein Kind das ein oder andere Instrument oder auch ein gespieltes Musikstück erkennen und freut sich darüber. Kennt der Musiktherapeut nun die Ursachen der Freude des Kindes — und von wem kann er sie anders erfahren, als von den Eltern — kann er gezielter weiterarbeiten, als wenn er auf die Primärreaktion Blasmusik = Freude angewiesen ist. Für ihre Arbeit mit dem behinderten Kind müssen Eltern wissen, daß das Musizieren auf zwei Schwerpunkten basiert: Erstens das Hören von Musik und zweitens ihre Ausübung. Lehren wir unser Kind bewußt zu hören, schulen wir nicht nur seine Aufmerksamkeit, sondern auch ein gewisses Maß an Disziplin. Wer kennt nicht, auch beim gesunden Kind, die Ungezogenheit zu stören, wenn es gilt still zu sein, ja selbst unter unseren Mitmenschen kennen wir den unsympathischen Typ, der nicht «zuhören» kann. Das behinderte Kind, das oft auf Grund seiner Krankheit zur Unruhe neigt, bedarf dieser Schulung des Zuhörens in ganz besonderer Weise. Wir beginnen zum Beispiel damit, daß wir unserem Kind eines der vielen kleinen Kinderlieder vorsingen. Besitzen wir ein Liederbuch, in dem wir das dazugehörige Bild zeigen können, erhöht dies bestimmt die Bereitschaft, das Lied aufmerksam zu verfolgen. Steht irgendein Instrument zur Verfügung, spielen wir das gleiche Lied. Wichtig ist, daß die Dauer dieser Übungen der Konzentrationsfähigkeit unseres Kindes angepaßt ist. Veranlassen wir vielleicht im Laufe des Tages ein anderes

Familienmitglied dazu, mit dem Kind das gleiche Lied zu singen. Es ist bestimmt ein ganz großer Vorteil, wenn solche Übungen nicht nur auf eine Person fixiert sind. Versucht man nach einiger Zeit, ohne das Kind vorher aufmerksam zu machen, wie von ungefähr das Lied zu singen, können wir beobachten, ob unser Kind zuhorcht oder vielleicht sogar Anzeichen zeigt, daß es die Melodie erkennt. Wir sollten es uns zur Gewohnheit machen, unser Kind auf alle möglichen Geräusche aufmerksam zu machen, vom Zwitschern der Vögel angefangen bis zum Strassenlärm. Es ist dann durchaus nichts Außergewöhnliches, wenn das Kind den Automotor des heimkommenden Vaters erkennt und dies freudig registriert. Wurde eingangs behauptet, daß der Musikalität von Familie und Kind nur sekundäre Bedeutung zukommt, so muß hier ergänzend gesagt werden, daß es sich in den Reaktionen des Kindes schon zeigen wird, ob es in einer musikinteressierten Familie lebt oder nicht. Hier werden wir verschiedene Beobachtungen machen: das Kind aus der musizierenden Familie wird sich unter Umständen im Hören und Wiedererkennen von Melodien wendiger zeigen als das Kind, dem das Phänomen Musik vollkommenes Neuland ist. Es kann aber auch sein, daß gerade solche Kinder dem Neuen, sei es jetzt Melodie oder Rhythmus besonders interessiert gegenüberstehen, während in der musizierenden Familie die Musik zum Alltag gehört und für das Kind somit nichts Neues bringt. Hier muß oft mit besonderen Raffinessen vorgegangen werden, um das Kind richtig zu fordern. Da bewährt es sich bestimmt, wenn man mit Instrumenten und Musiziergut arbeitet, die dem Kind nicht so vertraut sind; d. h. also, in einer Familie in der vorwiegend Streicherkammermusik gepflegt wird, wird das Kind einem Schlag- oder Blasmusikinstrument mehr Aufmerksamkeit schenken, als der ihm gewohnten Geige.

Aktives Musizieren — Auswahl der Musikinstrumente

Zusammen mit dem Musik-Hören läuft das aktive Musizieren. Wie weit dies möglich ist, hängt besonders im weiteren Verlauf vom Krankheitsbild und dem Grad der Behinderung ab. Zu Beginn aber wollen wir prüfen, auf welche Weise es uns gelingen kann, unser Kind durch Musizieren zu Aktivitäten zu reizen. Dies wird umso leichter möglich sein, wenn wir recht oft im Familienverband musizieren. Das gemeinschaftliche Musizieren, insbesondere das Singen, baut Hemmungen ab; wir denken hier nicht nur an feucht-fröhliche Sängerscharen beim

Heurigen, sondern wir wissen auch, daß in einem gut geführten Schulchor der verschüchtertste «Brummer» zu einem passablen Chormitglied herangezogen werden kann. In unserem speziellen Fall werden nun die Geschwister des behinderten Kindes von großem Nutzen sein. In der Gesellschaft seiner Geschwister bewegt sich das kranke Kind bestimmt am ungezwungensten und wird also am ehesten mittun. Singen wir in unserer Familie mit den Kindern, werden wir bei den gesunden, wie dem kranken Kind die gleichen fröhlichen Augen finden. Bald können wir ein lustiges und musiktherapeutisch ganz wichtiges Spiel arrangieren: Wir singen gemeinsam ein Lied und hören bei einer vorher vereinbarten Stelle (am Anfang wird es am günstigsten der Schlußton sein) plötzlich zu singen auf. Der Zwang, die Melodie zu vollenden, wird bei unserem Kind so groß sein, daß es entweder den fehlenden Ton singt, oder zumindest deutlich zeigt, daß hier etwas gefehlt hat.

Das gleiche Spiel können wir auf instrumentalem Gebiet spielen, wo nun zusätzlich motorische Anforderungen an das Kind gestellt werden. Der Musiktherapeut wird hier wohl Anweisungen geben, welche Instrumentengruppe am günstigsten heranzuziehen sind.

An dieser Stelle sind wir nun an einem etwas heiklen Punkt angelangt, nämlich bei der Frage, welche Instrumente sollen Eltern für ihr behindertes Kind anschaffen? Seit der Entwicklung des «Orff»-Instrumentariums, benannt nach seinem Schöpfer, dem deutschen Komponisten CARL ORFF, stehen uns eine Fülle von Instrumenten aller Art zur Verfügung. CARL ORFF gründete schon 1924 mit D. GÜNTHER eine Schule für Gymnastik, Tanz und Musik, die «Güntherschule», die lehrend und experimentierend eine neue Verbindung von Bewegung und Musik anstrebte. Hier entwickelte ORFF in Zusammenarbeit mit dem Klavierbauer MAENDLER einen Komplex von Instrumenten zur Verwirklichung seiner im «Schulwerk» (Erstfassung 1930—35) niedergelegten musikpädagogischen Gedanken und Versuche. ORFFS Ideen stießen auf großes Interesse und heute fordert bereits jeder Kindergarten und Schulen aller Art von ihren Direktionen ORFF-Instrumente an. Es ist eine Tatsache, die ruhig einmal erwähnt werden darf, daß hier aus reiner Unkenntnis der Materie viel Unsinn geschieht. Um ungeheures Geld — die Instrumente sind sehr teuer — wird oft ein Sortiment aus dem Instrumentenkatalog zusammengestellt, so ein bisschen von allem, und mangels musikpädagogischer Kenntnisse können die Instrumente nicht richtig eingesetzt werden, wodurch dann bald wieder das Interesse an ORFF und seinem Anliegen nachläßt.

Diese Situation wurde vor allem deshalb so genau geschildert, weil viele Eltern von behinderten Kindern noch weit mehr Gefahr laufen, auf diesem Gebiet unnütze Anschaffungen zu machen. Nehmen wir an, ein Kind findet bei Übungen mit ORFF-Instrumenten etwa an dem C-Klangstab besonderen Gefallen. Der Lehrer oder Therapeut sieht hier eine positive Reaktion und erzählt dies den Eltern. Diese sind erfreut und bereit, für ihren Liebling alles zu tun, eilen, ohne sich vorher beraten zu lassen, in eine Musikalienhandlung und kaufen den Klangstab. Zunächst ist die Freude beim Kind natürlich groß, aber die Betätigung mit einem Klangstab läßt natürlich keine großen Variationsmöglichkeiten zu, und bald fällt das «C» der ganzen Familie einschließlich dem beschenkten Kind auf die Nerven. Das gleiche gilt natürlich für eine Reihe anderer Instrumente wie Schellenbänder, Triangel, Cymbeln etc., die in der Gruppe und für die Arbeit des Therapeuten sehr wichtig sind und eine vielfältige Anwendung finden, aber für das Musizieren weniger geeignet sind. Hier werden wir uns viel eher aus dem reichhaltigen Angebot eines der Glockenspiele oder kleinen Xylophone aussuchen, die unserem Kind viel Spaß machen, denken wir aber daran, daß auch die diatonischen Glockenspiele und Xylophone nur begrenzte Spielmöglichkeiten haben, da ja viele Lieder Modulationstöne aufweisen, die dann am Instrument fehlen. Ebenso ist, sofern es das Krankheitsbild des Kindes erlaubt, die ganze Gruppe der Blasinstrumente wie Blockflöten, Klarinetten u.a. beim Familienmusizieren sehr brauchbar und von hohem therapeutischem Wert. In der Reihe, der für das Kind geeigneten Musikinstrumente soll auch die immer mehr Verbreitung findende elektrische Orgel erwähnt werden. Über den musikalischen und musikpädagogischen Wert dieser Musikmaschine, die als Instrument jeglichen handwerklichen Wertes entbehrt, mag man geteilter Meinung sein. Eltern gesunder Kinder mögen bei einer etwaigen Anschaffung eines solchen Instrumentes bedenken, daß ein Teil der musikalischen Wirkung der E-Orgel im Betätigen verschiedener Knöpfe besteht, wobei bereits ohne Leistung des Spielers einzelne Rhythmen erklingen. So wird beim Lernenden die sicher nicht wünschenswerte Tendenz unterstützt, mit möglichst wenig Mühe zu einem baldigen Erfolg kommen zu können. Umso seriösere Bedeutung kommt dem Instrument für therapeutische Zwecke zu. Gegenüber dem Klavier hat die Orgel den großen Vorteil, daß der angeschlagene Ton weiterklingt; der Behinderte kann also viel deutlicher die Erfahrung machen, mit seinem Anschlag einzelne Töne zu erzeugen. Therapeutisch günstig wirkt sich auch die Möglichkeit aus, daß man die Dynamik des Klanges vom Pianissimo bis zur vollen Lautstärke steigern kann, wodurch die Tonvibration für den Spieler stark spürbar wird. Auch kann der Behinderte zu einstellbaren Rhythmen improvisieren und lernt so, sich an Vorgegebenes anzupassen.

Um aber Enttäuschungen auf allen Seiten zu vermeiden, soll vor dem Kauf eines Instrumentes unbedingt der Rat eines Fachmannes eingeholt werden. Wir wollen hier noch anfügen, daß sicher nicht, wie vielfach angenommen wird, nur ORFF-Instrumente zu musiktherapeutischen Zwecken herangezogen werden sollen. Wir können uns leicht vorstellen, daß es unserem Kind auch sicher Freude macht, sich auf einem in der Familie gebräuchlichen Instrument zu betätigen. Setzen wir nun Instrumente beim Musizieren ein, müssen wir uns darüber im Klaren sein, ob beim Kind das rhythmische oder das melodische Empfinden überwiegt. Bieten wir dem Kind sozusagen verschiedenste musikalische Kost, werden wir bald seine «Lieblingsstückerln» herausfinden und so den Ansatzpunkt für weitere Übungen haben. Prinzipiell gesehen, ist jede musikalische Äußerung gut, die beim behinderten Kind günstige Reaktionen hervorruft; wir sind aber in der Lage, durch bewußtes Einsetzen bestimmter musikalischer Elemente keine zufälligen, sondern gezielte Erfolge zu verzeichnen. Die musikalischen Elemente, die wir bei der Auswahl unseres Musiziergutes zu berücksichtigen haben, sind vor allem Melodik, Rhythmik, Harmonik, Klangfarbe und Tonmalerei. Weiters gibt es aber auch noch Kriterien, die bei der Musik, die wir dem Kind bieten, nicht außer acht gelassen werden sollen: dazu gehört, daß wir das Liedmaterial der Entwicklungsstufe und dem übrigen Niveau des Kindes anpassen. Genauso, wie wir mit einem retardierten 15jährigen nicht in der Babysprache eines 2jährigen sprechen sollen oder ihm, nur weil es vielleicht körperlich noch kleiner ist, ausgesprochene Kinderkleidung anziehen, ihm eine Puppe oder ein Auto in die Hand drücken sollen, genauso dürfen wir nicht mit ihm «Alle meine Entlein» oder «Hoppa, hoppa Reiter» singen. Zur Persönlichkeitsbildung des behinderten Kindes gehört auch, daß es merkt, ernst genommen zu werden und spürt, daß es größer und erwachsener wird.

Ein weiterer Punkt, auf den wir Bedacht nehmen müssen, betrifft das Singen mit dem Kind. Das Kind im Vorschulalter hat ungefähr den Stimmumfang einer Quint und erweitert sich erst allmählich. Wir werden also zunächst Kinderlieder aussuchen, die keinen allzu großen Tonumfang haben (Notenbsp. 1, 2, 3, 4). Außerdem werden wir aber auch auf die Stimmlage des Kindes Rücksicht nehmen. Es kann durchaus sein, daß das Kind im Quintraum e' h' richtig singt und das gleiche Lied im Raum g' - d'' nicht trifft.

Bedenken wir nicht zuletzt, daß wir, in einen musikalischen Kulturkreis hineingeboren, auf diese Musik am direktesten ansprechen. Wir und somit auch unsere Kinder haben also das Bedürfnis, im Rahmen unseres Dur-Moll-Empfindens einen Dreiklang zu vollenden, den Leitton zum Grundton zu führen und der Dur- wie der Moll-Tonart die verschiedenen Stimmungen zuzuordnen. Dazu kann der Musikerzieher mit Ergebnissen von Versuchen aufwarten, die dies eindeutig bestätigen: Man hat z.B. mit einer Kindergruppe das bekannte Lied «Bruder Jakob, schläfst du noch?» gesungen (Notenbsp. 5). Gleich darauf hat man das gleiche Lied in Moll gesungen oder gespielt. Was ist passiert? Sofort fragten mehrere Kinder: «Ist der Jakob jetzt krank?» Ähnliche Reaktionen zeigen sich auch, wenn man ein Lied in verschiedenen Rhythmen bringt. Unsere Kinder, die gesunden wie die kranken unterscheiden genau zwischen einem getragenen, einem wiegenden oder einem lebhaften Rhythmus.

Nützen wir also diese Gelegenheiten und ziehen wir nur dann die fremdländische Musik hinzu, wenn wir sie gezielt einsetzen, z.B. um besondere Aufmerksamkeit zu erregen oder um Gegensätze zu zeigen. Die von der Musikwissenschaft herausgearbeiteten Details volkseigener Elemente in der Musik zwingen den Therapeuten dazu, bei der Musikauswahl für das ihm anvertraute Kind darauf Rücksicht zu nehmen, aus welcher musikalischen Umgebung es kommt. Das griechische Kind wird auf Melodiematerial seiner Heimat anders reagieren als auf unsere Kinderlieder; wird dies nicht berücksichtigt, können durch falsche Auswertung der Reaktionen ebenso falsche Schlüsse gezogen werden.

Das Musiziergut und seine musiktherapeutische Auswertung

Wir wollen nun versuchen, den ganzen Komplex unseres, für die musikalische Erziehung des behinderten Kindes geeigneten Musiziergutes in einzelne Punkte übersichtlich zusammenzufassen und dann in ihrer näheren Behandlung auf die musiktherapeutische Verwertung unser besonderes Augenmerk zu legen:

1. Kinderlieder
2. Volkslieder
3. Musikstücke aus verschiedenen Bereichen
4. situationsgebundenes Musiziergut

Halten wir vielleicht auch einige Gründe fest, die uns immer wieder dazu veranlassen sollen, in der Familie zu musizieren: Eine ganze Menge Liedertexte drückt die Freude aus, die der Gesang den Menschen vermittelt und der Wunsch, Freude zu machen, soll auch bei unserem Musizieren mit dem behinderten Kind nicht an letzter Stelle stehen. Nebenbei stellt Musik auch eine Art der Beschäftigung für unser Kind dar. Nicht ganz zu Unrecht werden oft Mütter von Behinderten gefragt, was das Kind wohl den ganzen Tag macht. Während ihrer Tätigkeit in Küche und Haus findet die Mutter oft Gelegenheit, mit dem Kind zu singen, und schon ist eine beschäftigungslose Zeit nutzbringend ausgefüllt. Das gemeinschaftliche Singen in der Familie ist wohl von ganz großem therapeutischen Wert. Das heißt nicht, daß sich die Familie allabendlich zu einer Runde «Hänschen klein» zusammenfinden muß, sondern, daß kein Anlaß versäumt werden soll, bei dem die Familie gemeinsam singen kann. Solche Anlässe sind z.B. der Geburtstag (Notenbsp. 6), die Advents- und Weihnachtszeit oder das gemeinsame Abendgebet, an das sich ein dem Kirchenjahr entsprechendes Lied schließen kann. Das Gefühl der Isolierung, das oft beim Behinderten krankheitsbedingt gegeben ist, kann durch solche Gepflogenheiten bestimmt allmählich abgebaut werden.

Wenden wir uns nun unseren 4 aufgestellten Punkten zu und beschäftigen wir uns näher mit dem

Kinderlied

Bevor wir daran gehen, unserem Kind die ersten Kinderlieder nahe zu bringen, müssen wir natürlich wissen, wieweit es rein gehörsmäßig fähig ist, zuerst einmal hoch und tief und dann einzelne Töne zu unterscheiden. Untersuchungen haben ergeben, daß am leichtesten die Quint und dann die Oktave zu hören sind, und so wollen wir auch diese Intervalle unserem Kind akustisch, aber auch cheironomisch, d.h. durch Handzeichen hoch-tief und vielleicht auch bildlich einprägen (Notenbsp. 1). Erst dann führen wir die Terz ein, um so ein kanglisches Grundgerüst für unsere ersten Musizierversuche zu schaffen. Der durch die Terz ausgedrückte Ruf findet in vielen Liedern Anwendung; wir können also dem Kind seinen eigenen Namen und auch die anderer Familienmitglieder vorsingen bzw. singen lassen (Notenbsp. 7). Natürlich sollen wir diese Tonfolge nicht nur singen, sondern auch auf einem Instrument spielen. Ist das Kind selbst dazu nicht imstande, führen wir ihm die Hand. Den rhythmischen Eindruck festigen wir durch Schlagen. Wir klopfen z.B. mit der Hand auf die Füsse des Kindes, damit es den Rhythmus körperlich spürt. Ebenso können wir den Rhythmus klatschen oder auf einer Trommel schlagen. Suchen wir herauszufinden, was das Kind am ehesten zum Mitmachen anregt.

Nun suchen wir Lieder, bei denen die dem Kind bereits vertraute Rufterz auch vom Inhalt her Anwendung findet (Notenbsp. 8, 9 [«Kuckuck», «Backe, backe Kuchen»]). Bei «Backe, backe Kuchen» kann das Kind außerdem eine Menge Erfahrungen sammeln: Backt die Mutter wirklich den Kuchen, wird sie also das Lied singen und auch die «7 Sachen» einzeln herzeigen. Vielleicht darf das Kind auch in der Schüssel umrühren und natürlich den guten Teig kosten. Der fertige Kuchen wird ihm, da es ja mitgeholfen hat, bestimmt besonders gut schmecken.

An dieser Stelle wollen wir gleich einfügen, daß es ganz wichtig ist, nur solche Lieder zu wählen, die einen klar verständlichen Text haben. Denken wir z.B. an «Das kranke Zeiserl» (gesungen nach der Melodie von «Kuckuck»):

> «Stieglitz, Stieglitz, s'Zeiserl ist krank!
> Geh'n wir zum Bader,
> laß'ma ihm Ader!
> Stieglitz, Stieglitz, Zeiserl ist krank!»

Die Begriffe «Stieglitz», «Zeiserl», «Bader» und «Ader» zu erklären, wird schon schwer genug sein; den Inhalt aber zu verdeutlichen, halten wir für ziemlich unmöglich.

Auf die sich in ihrem Umfang erst entwickelnde Singstimme unseres Kindes Rücksicht nehmend, werden wir für den Anfang vornehmlich Lieder mit geringem Tonumfang aussuchen. Wir denken hier etwa an: (Notenbsp. 3, 4, 10)

«Hänschen klein»

«Summ, summ, summ»

«Winter ade» u.v.a.

In diesem Tonraum können wir auch selbst kleine Melodien und einen dazu passenden Text erfinden. Ist ein Familienmitglied ein wenig zeichnerisch begabt, kann dem Kind mit einem selbstgebastelten Liederbilderbuch die größte Freude gemacht werden. Für die Kleinsten unter den Behinderten eignen sich auch die Spiellieder besonders gut, da sie eine körperliche Betätigung mit einschließen.

Der Therapeut sieht darin, besonders für Spastiker, eine wertvolle Hilfe für das Bewegungstraining. Die kleinen Lieder gehen so in des Wortes wahrster Bedeutung «in Fleisch und Blut» über. Beim «Fingerliedchen» lernen die Kinder ihre 5 Finger kennen (Notenbsp. 11). Mit ei-

nem Nachahmespiel, bei dem das Kind unsere Bewegungen nachzuma-
chen versucht, können wir bestimmt auch gute Erfolge haben (Notenbsp. 12). Eine große Anzahl von Begriffen aus dem Alltag lernt das
Kind bei dem Lied «Jetzt steigt der Hampelmann aus seinem Bett heraus» (Notenbsp. 13). Der «Hampelmann» kann natürlich auch durch
den Namen des Kindes ersetzt werden. Jedes Kind freut sich, wenn es
seinen Namen hört und wird auch die Gegenstände, die im Lied gebracht werden, also «Hose», «Strümpfe», «Jacke» usw. mit den eigenen Kleidungsstücken besser identifizieren können. Je nach Bedarf
sollen auch Strophen dazu erfunden werden, die dem Kind neue Begriffe vermitteln.

Wir haben schon einmal erwähnt, wie wichtig es ist, daß wir unsere
Kinder in dem musikalischen Kulturkreis, in den sie hineingeboren
sind, großziehen. Die Musikwissenschaft versteht unter «Tonsymbolik» die Dechiffrierung des Sinngehaltes eines musikalischen Motives
von der Barockzeit bis Richard Strauss und noch weiter herauf. Wenn
auch vieles, im Laufe der Jahrhunderte verlorengegangen, durch die
moderne Wissenschaft wieder erarbeitet werden mußte, kennen wir
doch eine ganze Reihe von melodischen und rhythmischen Floskeln,
die auch ohne wissenschaftliche Sachkenntnis von uns auf Grund unseres abendländischen Musikempfindens richtig gedeutet werden können. Leider fehlt von musiktherapeutischer Seite bisher eine umfassende Untersuchung, wie diese Tonsymbole auf Behinderte wirken; trotzdem wollen wir an dieser Stelle an Hand unserer Kinderlieder auf nur
zwei tonsymbolische Merkmale aufmerksam machen: das ist der aufsteigende Dreiklang oder auch Septakkord und im Gegensatz dazu die
stufenweise absteigende Tonfolge.

Der aufsteigende Dreiklang hat einen auffordernden, freudigen Charakter. Wir wollen nur einige Lieder als Beispiel herausgreifen und damit zeigen, wie sie auch vom Text her den musikalischen Sinngehalt
wiederspiegeln:

«Hopp, hopp, hopp,
Pferdchen lauf Galopp!»
«Komm lieber Mai und mache
die Bäume wieder grün!»
«Alle Vöglein sind schon da!»
«Wem Gott will rechte Gunst erweisen»

(Notenbsp. 14, 15, 16, 17)

Auf diese tonsymbolische Bedeutung hingewiesen, sollen Eltern und Erzieher bewußt ihren kleinen instrumentalen Improvisationen so den richtigen Sinngehalt geben. Das behinderte Kind wird dies, da es dem natürlichen Empfinden entspricht, umso leichter annehmen.

Aus Gedankenlosigkeit und Unkenntnis kann hier eine Menge verdorben werden. Geben wir einer musikalischen Phrase einen falschen textlichen Inhalt — dies kann passieren, wenn wir einem Lied einen anderen Text unterlegen — haben Musik und Text verschiedene Aussagen. Wenn wir nun noch daran denken, daß fast alle Kennmelodien zu Sendungen in unseren Massenmedien diesen aufsteigenden Dreiklang in irgend einer Form an den Beginn stellen, brauchen wir uns nicht mehr zu wundern, daß unser Kind schon beim Hören einer solchen Melodie mit Aufmerksamkeit reagiert. Es erkennt die musikalische Aufforderung und weiß: «Jezt kommt etwas!» Uns ist es so gelungen, den Erfahrungsschatz des Kindes zu erweitern.

Die stufenweise oder chromatisch absteigende Linie kennen wir als ein Symbol der Trauer. Wir finden zahlreiche Beispiele in der Musik des Barock, der Klassik und auch noch der Romantik. Am deutlichsten tritt dieses Tonsymbol in der sakralen Musik hervor, also etwa beim «Crucifixus» der Meßkompositionen. Da das Kinderlied die Trauer nicht kennt, symbolisiert hier die absteigende Linie das Gefühl der Ruhe, der Müdigkeit, d.h., die Stimmung des Abend- und Schlafliedes. Auch dazu wollen wir einige Beispiele bringen:

> «Schlaf, Kindlein, schlaf»
> «Müde bin ich, geh' zur Ruh»
> «Schlafe, mein Prinzchen, schlaf ein»

(Notenbsp. 18, 19, 20)

Wir können nun auch da bei passender Gelegenheit kleine Melodien erfinden und verbunden mit einem ruhigen, wiegenden Rhythmus den beruhigenden Charakter der Musik auf unser Kind wirken lassen.

Auf die symbolische Bedeutung von bestimmten Tonarten, Rhythmen und Motiven noch näher einzugehen, würde den hier vorgegebenen Rahmen sprengen und ist, wie schon erwähnt, musikwissenschaftlich wohl ausreichend, musiktherapeutisch aber so gut wie nicht ausgewertet.

Um das Kind zum aktiven Musizieren anzuregen, werden wir zu einer Gruppe von Kinderliedern greifen, die in ihrem Verlauf einzelne herausragende Motive aufweisen. Vom Text her gesehen sind diese kleinen Motive meistens Ausrufe oder Wörter, die den Inhalt des Liedes lautmalerisch unterstreichen. Durch ihre exponierte Stellung in Musik und Text sind sie besonders dazu geeignet, Kinder zum Mitmusizieren aufzumuntern. Diese gewissen Stellen — wir wollen sie gleich in einigen Beispielen festhalten — sollen möglichst auch instrumental ausgeführt werden. Wir verfolgen damit mehrere Ziele: das Kind muß aufpassen, wann es einzusetzen hat, das ist zugleich eine körperliche und geistige Anforderung. Wir schulen weiters das Selbstvertrauen und das Gefühl einer gewissen Verantwortung und nicht zuletzt ist es auch ein Beginn zum richtigen gemeinschaftlichen Musizieren, das für die soziale Erziehung aller Kinder, nicht nur der Behinderten, von ganz eminenter Bedeutung ist.

Von vielen Beispielen greifen wir 3 heraus:

«Die Katze ist zu Haus»
«Auf unserer Wiese geht etwas»
«Es klappert die Mühle»

(Notenbsp. 21, 22, 23)

Zum Abschluß des Komplexes «Kinderlied» wollen wir noch auf das mehrstrophige Kinderlied hinweisen, das sich bei allen Kindern großer Beliebtheit erfreut. Für unsere behinderten Kinder liegt der Wert darin, daß wir einen größeren Inhalt, der durch die Strophenbildung doch komprimiert ist, bieten. Diese Lieder werden sich in den meisten Fällen wohl am ehesten zum Vorsingen eignen, doch wissen wir, daß die verschiedenen Strophen zur immer gleichen Melodie das besondere Interesse unseres Kindes erregen, mehr, als wenn wir den Inhalt des Liedes nur erzählen. Als Musterbeispiele nennen wir hier:

«Hänsel und Gretel»
«10 kleine Negerlein»

(Notenbsp. 24, 25)

Volkslied

Wir haben an Hand des Kinderliedes gezeigt, wie und nach welchen Gesichtspunkten wir den Liederschatz für unser behindertes Kind aufbauen können. Das größer werdende Kind soll nun auch einige Volkslieder kennenlernen und davon profitieren. Der Übergang läßt sich ganz nahtlos durchführen, wenn wir daran denken, daß z.B. «Wem Gott will rechte Gunst erweisen» oder «Komm lieber Mai und mache die Bäume wieder grün» in jeder Volksliedersammlung zu finden sind.

Halten wir kurz fest, was dieses Musiziergut unserem Kind bringen soll: Wir brauchen, wie schon einmal erwähnt wurde, Lieder, die wir mit dem Kind singen, das dem Kinderliederstadium entwachsen ist. Hier sei auch gleich erwähnt, wie notwendig es ist, dieser Entwicklung auch bei der Auswahl der Bücher für das behinderte Kind Rechnung zu tragen. Eltern solcher Kinder wissen, wie oft da von sicher wohlmeinenden Freunden und Verwandten Fehler gemacht werden. Bloß weil z.B. das motorisch stark behinderte 10jährige Kind weder gehen, noch sprechen kann, wird ihm ein Kleinkinderbilderbuch mit mehr oder weniger geistreichen Vierzeilerversen geschenkt, das ihm effektiv zu langweilig ist. Um wieviel nützlicher wäre da etwa der «Hatschi Bratschi» von F.K. GINSKEY gewesen, dessen flüssige Verse dem Kind Musik im Ohr sind. Beim Anschauen der Illustrationen können die Eltern den Inhalt der Geschichte verdeutlichen und werden sehen, welch große Freude das Kind mit solch einem Buch hat.

Haben uns beim Kinderlied die Texte oft dazu gedient, den Erfahrungsbereich unseres Kindes zu erweitern (siehe: Backe, backe Kuchen oder Hampelmann), so wird dieses Kriterium beim Volkslied schon weitgehend wegfallen.

Trotzdem werden wir auch hier Lieder auswählen, die einen klar verständlichen Text haben. Ein dem Kind nicht geläufiger Dialekt hindert es daran, die Ganzheit Musik — Text, die beim guten Lied gegeben ist, zu begreifen.

Nicht von ungefähr haben Komponisten seit Jahrhunderten Volksmelodien in ihre Kompositionen aufgenommen. Diese Melodien sprechen eine direkte Sprache, gehen dem Kind, wie man zu sagen pflegt, ins Ohr und sind daher immer beliebt. Besonders geeignet sind hier alle Wander-, Schar- und Tanzlieder, die noch dazu den Gemeinschaftssinn fördern. Das Gefühl des Dazugehörens zu Familie und Freundeskreis wird dem Kind deutlich spürbar, wenn es in fröhlicher Runde das eine oder andere Volkslied erkennt oder gar mitsingen kann. Musiktherapeutisch gesehen werden wir zum Mitmusizieren Lieder wählen, die einen prägnanten Refrain haben (Notenbsp. 26, 27) oder, wie schon beim Kinderlied gezeigt, ein rhythmisch oder melodisch herausragendes Motiv aufweisen, das das Kind zum Mitspielen und Mitsingen anregen soll (Notenbsp. 28).

Musikstücke aus verschiedenen Bereichen

Bei all unseren Bemühungen, Musik als Quelle der Freude, als Mittel zur Aktivierung und Entwicklung der Persönlichkeit einzusetzen, müssen wir immer davon ausgehen, auf die Arbeit des Musiktherapeuten aufzubauen, d.h., daß eine gewisse Systematik nie außer Acht gelassen werden darf. Je nach Art und Schweregrad der Behinderung hat der Therapeut einen Plan aufgestellt und in diesem Rahmen sollen Eltern und Erzieher die Arbeit nach Kräften unterstützen.

Wir verfolgen beim Kinderlied und Volkslied zunächst die Absicht, dem Kind einerseits neue Erfahrungen zu vermitteln (Text, tonsymbolische Motivik) und es anderseits durch Melodie und Rhythmus zum Musizieren anzuregen. Wir haben nun die Möglichkeit, bei gezielt ausgewählten Musikstücken noch neue Elemente in den Aufnahmebereich unseres Kindes zu bringen. Wir denken hier vor allem an Dynamik, Klangfarbe und Tonmalerei. Wir sind dabei weder an eine bestimmte Gruppe Behinderter, noch an ihr Alter oder den Schweregrad der Krankheit gebunden, sondern wir können solche musikalische Elemente in den Dienst einfachster bis höchster Ansprüche und Anforderungen stellen.

Dynamik: Die Differenzierung von laut und leise stellt einen wesentlichen Teil der Hörkapazität des Menschen dar, und hier ist wieder die Musik das Mittel der Wahl, diese Fähigkeit zu schulen. Mit Hilfe von Geräuschen in unterschiedlicher Lautstärke haben wir zunächst geprüft, ob und wieweit unser behindertes Kind im Stande ist, laut und leise zu unterscheiden. Vergessen wir nicht zu berücksichtigen, daß es nicht nur unter den kranken, sondern auch bei den gesunden Kindern, teils anlagemäßig, teils umweltbedingt, lärmgewohnte und auf der anderen Seite lärmempfindliche Kinder gibt. Diese Tatsache wollen wir gleichsam als Ausgangsbasis für unsere Übungen betrachten.

Für das lärmgewohnte Kind, das zu Hause von früh bis spät von lauter Radiomusik umgeben ist, bedeutet das bewußte gehörsmäßige Erfassen von leisen Geräuschen und leiser Musik eine Konzentrationsübung von besonderem erzieherischem Wert. Wir finden hier auf allen Gebieten unseres Musiziergutes eine Fülle von Beispielen, sowohl bei vokaler, besonders chorischer, als auch bei instrumentaler — solistischer und orchestraler — Musik. Im Rahmen der Volksmusik sei hier auf Lieder, wie etwa der «Andachtsjodler», auf Summchöre, die als Begleitung für eine Solostimme fungieren oder in diesem Stimmungsrahmen eingesetzte instrumentale Stücke hingewiesen. Sehen wir vom musikalischen Wert ab, der in diesem Fall ja nicht unbedingt im Vordergrund stehen muß, finden wir auch in der Unterhaltungs- und Schlagermusik genügend Beispiele für ausgesprochen leise Musikstücke, oder solche, die im Kontrast laut und leise aufweisen, die wir für unser Kind auf einem Tonband oder einer Kassette zusammenstellen können. Die günstigsten Beispiele für unsere Zwecke werden wir aber wohl in der Musik der Renaissance und des Barock finden, wo das Stilelement der Mehrchörigkeit, das Gegenüberstellen zweier Klangkörper, die von uns gewünschten dynamischen Effekte am prägnantesten bietet.

Für die Gruppe der extrem lärmempfindlichen Kinder wollen wir einen kleinen Trick anwenden, indem wir Stücke auswählen, die wohl ganz leise beginnen, aber dann allmählich dynamisch aufbauend zu ihrer vollen Lautstärke gelangen. Wir vermeiden dadurch den Schock des plötzlichen Fortissimos. Das lärmempfindliche Kind wird also nicht sofort, sondern langsam dazu gebracht, lautstarke Musik gehörsmäßig anzunehmen.

Ein klassisches Beispiel dafür finden wir im «Bolero» von Maurice Ravel, aber auch im 2. Satz (Allegretto) der 7. Symphonie von Ludwig van Beethoven.

Klangfarbe: Neben Tonhöhe, Lautstärke und Dauer gehört die Klangfarbe zu den Fundamentaleigenschaften eines Klanges. Der Begriff deutet eine gewisse Parallelität zum Visuellen an, in dem die Farbe eine analoge Funktion ausübt. Schon die akustische Forschung des 19. Jh., voran Hermann von HELMHOLTZ mit seinem Grundbuch der musikalischen Akustik: «Die Lehre von den Tonempfindungen als physiologische Grundlage für die Theorie der Musik» (Braunschweig 1863), hat die Klangfarbe als eine physikalisch meßbare Einheit festgesetzt. Der kurze theoretische und historische Hinweis auf den Terminus «Klangfarbe» soll nicht nur als Erklärung dienen, sondern auch andeuten, daß auch hier von Seiten der wissenschaftlich ausgerichteten Musiktherapie weite Forschungsbereiche offenstehen.

Wir können hier nur einstweilen auf Erfahrungswerte aufbauen, wissen ja doch Eltern und Erzieher Behinderter, welch starke Wirkung die Klangfarbe eines Instrumentes oder der menschlichen Stimme auf unsere Kinder ausübt. Zunächst soll es unsere Aufgabe sein, unserem Kind eine möglichst große Klangfarbenpalette vorzustellen und ihre Wirkung zu beobachten und zu registrieren. Beginnen wir mit dem Klang der einzelnen Instrumente. Soweit Instrumente in der Familie vorhanden sind und gespielt werden, kennen ja die Eltern die Vorliebe oder Ablehnung des einen oder anderen Instrumentes durch ihr Kind. Die akustische Vertrautheit mit einem bekannten Klangkörper wird unter Umständen die gewünschte Wirkung verwischen. Gehen wir darum noch einen Schritt weiter und besorgen wir uns eine Schallplatte, auf der verschiedene Musikinstrumente vorgestellt werden.

Solche Reihen wurden schon mehrfach für musikerzieherische Zwecke (Instrumentenkunde) produziert und sind daher im Handel erhältlich. Hier können wir nun ganz deutlich die Klangfarbenwirkung der einzelnen Instrumente auf unser Kind beobachten. Wir wissen z.B. aus Erfahrung, und diese erfaßt wieder das gesunde und kranke Kind gemeinsam, daß schon wenige Monate alte Babies bei dem Klang einer Geige, ohne daß sie richtig weinen, was ja Furcht bedeuten würde, Tränen in die Augen treten können. Wir kennen sowohl Furcht und Freude als Reaktion vor Schlaginstrumenten, vornehmlich bei Trommeln und Pauken und haben beobachtet, daß Instrumente wie Fagott, Saxophon und vor allem Maultrommeln bei Kindern größte Heiterkeit auslösen.

Auch die menschliche Stimme wirkt in ihrer klanglichen Vielfalt auf das Gemüt unseres Kindes. Wir haben erfahren, daß Aufnahmen der kindlichen Stimme, sei sie nun gesprochen oder gesungen, von unseren Kindern besonders gerne gehört werden. Dabei spielt bestimmt die Identifizierung des Kindes mit dem sprechenden oder singenden Altersgenossen eine Rolle, ebenso wie ein Kind ja auch gerne Kinderbilder sieht. *Gute* Märchenplatten oder aus den Medien aufgenommene Hörspiele und dergleichen leisten uns sehr gute Dienste.

Die gesungene Männerstimme erfreut sich im allgemeinen bei den Kindern gegenüber einer höheren und schrilleren Frauenstimme größerer Beliebtheit. Dies mag akustisch mit der Zahl der Obertöne zusammenhängen, aber in Ermangelung präziser, weit gestreuter Untersuchungen wollen wir mit solchen Feststellungen etwas vorsichtig sein. Die Persönlichkeit und die subjektive Ausstrahlung, die von einer Stimme ausgeht, sowie die dargebotene Musik, sind bestimmt auch Faktoren, die wir nicht übersehen dürfen. Wieder können wir nur auf das Ergebnis von Beobachtungen hinweisen, wenn wir an dieser Stelle festhalten, daß Jodler, egal ob von Frau oder Mann gesungen, unsere Kinder vielfach zum Lachen reizen.

Auch die Chormusik verfehlt ihre Wirkung nicht. Stellen wir bei getragener Chormusik, sei es eines der oft etwas melancholischen Kärntner Volkslieder oder bei Chormusik aus dem sakralen Bereich, besonders gregorianischer Choral, eine sedierende Wirkung fest, kann ein lustiges Schar- oder Tanzlied, aber auch der eine oder andere Opernchor (etwa der Jägerchor aus Webers «Freischütz» oder der Steuermannchor aus Wagners «Der fliegende Holländer») zu ruhige und lethargische Kinder aufmuntern.

Schöpfen wir also diese Möglichkeiten, soweit wir dazu imstande sind, aus; werden wir doch kaum ein anderes Mittel als die Musik finden, mit dem es uns so leicht gelingen kann, die menschlichen Emotionen in ihrer Vielfalt zu wecken.

Für den Behinderten, an den wir höhere Anforderungen herantragen können, mag die schon erwähnte instrumentenkundliche Schallplatte dazu dienen, die einzelnen Instrumente kennenzulernen. Diese Kenntnis kann im Anschluß daran in Orchesterstücken aller musikalischer Epochen verwertet werden. Wir ahnen vielleicht gar nicht, was wir unserem Behinderten damit schenken, wenn wir ihn gelehrt haben, ein Musikstück aufmerksam hören und verfolgen zu können. Als besonders geeignetes Musikbeispiel soll hier eine Komposition von Benjamin Britten erwähnt werden:

Britten (geb. 1913) hat ein Werk geschaffen, in dem die einzelnen Orchesterinstrumente nicht nur vorgestellt werden, sondern auch in einer Komposition ihre charakteristische Anwendung finden. «The Young Person's Guide to the Orchestra» op. 34 — Variationen und Fuge über ein Thema von Henry Purcell — ist eine Komposition, die wir unserem Kind nicht vorenthalten sollen. Es dient nicht nur unseren musiktherapeutischen Absichten, sondern ist darüber hinaus ein sehr eindrucksvolles und ansprechendes Stück.

Tonmalerei: Die Tonmalerei, im Französischen sehr treffend mit «musique déscriptive» bezeichnet, beruht auf dem Prinzip der vokal- und instrumentalmusikalischen Schilderung optischer und akustischer Erscheinungen und Vorgänge, wie Gewitter (Sturm, Blitz, Donner), Landschaftsidyllen (Wald, Meer), Großstadtleben (Straßenlärm), Schlacht und Jagd (Pferdegetrappel, Schüsse, Signale), Tierstimmen u.a.m. Stets hat die Tonmalerei die Forderung zu erfüllen, daß die Nachahmung verstanden wird und zugleich im Dienst eines musikalischen Kunstwerkes steht (Donner unter Blitz von J. Strauss).

Für uns bedeutet das, daß wir mit Hilfe der Tonmalerei unseren behinderten Kindern eine ungeheure Menge an Erfahrungen, Eindrücken, Gefühlen und Geschehnissen vermitteln können, wo der verbale Weg unter Umständen schon zu schwierig ist. Haben wir mit Hilfe des Phänomens «Klangfarbe» versucht, verschiedene Emotionen zu wecken, hilft uns jetzt die Tonmalerei, unserem Kind den Ablauf eines Geschehens unterstützend zu verdeutlichen. Die schon einmal erwähnte gute Märchenplatte (leider gibt es auf diesem Gebiet viele schlechte Produktionen und hier ist vor der Anschaffung wieder der Rat eines Fachmannes unbedingt einzuholen) leistet uns ganz große Dienste. Besonders geeignet ist z.B. das Märchen «Die Bremer Stadtmusikanten»; die begleitende Musik ahmt die Tierstimmen nach, zuerst einzeln und dann im Ansturm gegen die Räuber gemeinsam. In der Musik zum «Froschkönig» hören wir, wie die goldene Kugel der Königstochter ins Wasser fällt, der Frosch hineinspringt und auftauchend die Kugel zurückbringt. Die Schilderung des Waldes mit Vogelgezwitscher, Rauschen der Bäume und Jagdhornklang zeigt uns Rotkäppchens Spaziergang zur Großmutter in ganz anschaulicher Weise.

Auch die Konzertliteratur bietet uns viele Beispiele, die wir beim behinderten Kind, beim Jugendlichen und auch beim behinderten Erwachsenen nutzbringend einsetzen können. Ein Musterbeispiel ist das musikalische Märchen «Peter und der Wolf» op. 67 von Serge Prokofieff (1891–1953). Die Erzählung, die ein Sprecher vorträgt, stellt ebenso wenig Probleme wie die Musik. Der Ton ergänzt das Wort; die Musik malt, was der Erzähler berichtet, mit ihren Mitteln aus. Jede Gestalt des Märchens wird von einem bestimmten Orchesterinstrument und dem seiner Eigenart genau zugepaßten Thema oder Motiv vertreten. Den gehobeneren Ansprüchen werden Werke wie Beethovens «Wellingtons Sieg oder die Schlacht bei Vittoria» op. 91 (1813) mit Kanonenschüssen und Schlachtengetümmel gerecht. Ähnliche Schlachtenschilderungen bringt die Ouvertüre 1812 op. 49 von P.I. Tschaikowsky (1840–1893). Die Atmosphäre eines Kinderzimmers, in dem alles zum Leben erwacht, wurde von Maurice Ravel, dem Komponisten des schon erwähnten «Bolero» in ganz meisterhafter Art vertont (Titel des Werkes: «L'enfant et les sortilèges»). In einzelnen Fällen wird es vielleicht möglich sein, dem Behinderten ein zum Werk passendes Bildmaterial zu zeigen. Dies fördert auf der einen Seite das Verstehen des musikalischen Geschehens, verlangt aber auf der anderen Seite zusätzlich, daß der Hörer seine Aufmerksamkeit zugleich auch dem visuell Dargestellten schenkt.

Situationsgebundene Musik

Unter diesem Titel können wir keine konkreten Ratschläge geben, welche Musik wie eingesetzt werden soll. Wir wollen vielmehr Gelegenheiten aufzeigen, die sich in jeder Familie alle Tage bieten können, wo unserem Kind aus irgendeinem, uns oft nicht einmal erklärbaren

Grund, eine musikalische Äußerung besonders gefällt. Diese Gelegenheiten sollen wir also beim Schopf packen und gleich therapeutisch auswerten. Da gibt es z.B. unter den Kennmelodien unserer Radio-und Fernsehsendungen welche, die unserem Kind besonders zusagen und andere, denen es kein Interesse entgegenbringt. Eigenartigerweise sind es nicht immer Kennmelodien zu den beim Kind beliebten Sendungen, die es vorzieht. Die Kennmelodie zu Nachrichten oder zu Kultursendungen, von denen das Kind doch sicher nichts hat, können größeres Entzücken herrvorufen als z.B. die Rahmenmusik zur «Gute-Nacht-Sendung». Sind es die Instrumente oder ist es die Melodie, die dort besser gefällt, oder ist einfach die Tatsache ausschlaggebend, daß Nachrichten und Kultursendungen von der ganzen Familie gern angesehen werden und alle beisammen sitzen? Auch hier fehlt, wie schon öfters erwähnt werden mußte, eine Untersuchung auf breiter Basis.

Ein Tonband mit festgehaltenen Kennmelodien macht in jedem Fall dem Kind Spaß und kann uns Eltern vor erhebliche Rätsel stellen, die wir im Interesse unseres Kindes zu lösen versuchen sollten. Ähnliches können wir bei Werbesendungen in Rundfunk und Fernsehen erleben. Für uns oft unverständlich, findet unser Kind an einzelnen Reklamemelodien auf einmal größten Gefallen und läßt sich damit zu Agitationen bringen, um die wir uns schon lange bemüht haben. Wir haben auch schon gesehen, daß von Schikursen oder sonstigen Schulveranstaltungen heimkehrende Geschwister unseren mit Sorgfalt aufgestellten Arbeitsplan für unser krankes Kind für einige Zeit vollständig über den Haufen geworfen haben. (Notenbsp. 29, 30) und ähnliche Gesänge dieser Art, die unsere heimgekehrten Kinder pausenlos plärren, werden auch in Kürze zu erklärten Lieblingsliedern unseres behinderten Kindes. Wir handeln klug, wenn wir unsere Kenntnisse auf diesem Gebiet wieder auffrischen und ergänzen und die neuen Lieblingslieder in unser für das Kind zusammengestellte Repertoire aufnehmen.

Wir haben besprochen, wie wir Kinder- und Volkslieder musiktherapeutisch auswerten sollen; wir finden die gleichen Ansatzpunkte natürlich auch in diesen Liedern. Bemühen wir uns nur, wendig zu sein, um aus plötzlichen Situationen heraus neue musikalische Anstöße für unser Kind therapeutisch und zugleich zum Vergnügen aller Beteiligten zu verwenden. Nicht zuletzt sind solche Äußerungen unseres Kindes ein Zeichen dafür, daß es seine Umwelt bewußt erlebt und das kann uns sehr freuen.

Die audiovisuellen Geräte im Dienst der Musiktherapie in der Familie

Die Diskussion um das Für und Wider der Massenmedien, einschließlich der Verwendung von Tonband und Kassette im Familienleben reißt nicht ab, seit diese technischen Errungenschaften in unser Leben eingedrungen sind. Eigentlich ist die Hartnäckigkeit, mit der dieser Streit betrieben wird, verwunderlich, sollte man doch meinen, daß Eltern und Erzieher vernünftig genug sind, diese Geräte in der richtigen Dosierung zum Nutzen und zur Bereicherung ihrer Familie einzusetzen. Offenbar ist dies aber nicht der Fall, sonst würden Lehrer nicht immer wieder Mühe haben, am Tag nach spannenden Fernsehkrimis ihre mit dem Schlaf kämpfenden Schüler munter zu halten. Dieses Argument wird zusammen mit der Klage über mangelnde Konzentration, hervorgerufen durch die dauernde Berieselung durch Radio und Tonband, von den Gegnern unserer Massenmedien immer wieder ins Treffen geführt. Der fanatische Befürworter hingegen sieht in Radio und Fernsehen nicht nur eine Informations- und Bildungsquelle ersten Ranges, sondern auch das einzige Mittel zur Entspannung und Unterhaltung und vergißt dabei ganz, daß es ja Bücher und das Gespräch gibt, die beide mitunter auch diese Aufgaben — und oft sogar weitaus besser — erfüllen können.

Mit diesen Feststellungen wird es uns kaum gelingen, den Streit über die Vor- und Nachteile der Massenmedien aus der Welt zu schaffen; wir können uns nur bemühen, für unsere Familie das richtige Mittelmaß zu finden. Darüber hinaus sollen wir aber zur Kenntnis nehmen, daß die audiovisuellen Geräte für die Musiktherapie eine einzigartige Hilfe darstellen. Über die Möglichkeiten, verschiedenstes Musiziergut für unser Kind auf Tonband und Kassette aufzunehmen und therapeutisch einzusetzen, wurde schon in den vorangegangenen Ausführungen gesprochen. In diesem Abschnitt wollen wir nun näher auf akustische Tests und Spielereien eingehen, bei denen wir die verschiedensten Reaktionen unseres Kindes beobachten können.

In vielen Fällen beginnt der Therapeut damit, bei seinem Schützling die Wirkung von Geräuschen zu prüfen. Die Akustik definiert das «Geräusch» als einen Schallvorgang, der sich aus vielen, meist zeitlich veränderlichen, in ihren Frequenzen unharmonischen Schwingungen zusammensetzt. Diese Gehörwahrnehmung, die im Gegensatz zum Ton einen eher amorphen Charakter besitzt, weist keine eindeutige Tonhöhe auf. Zur Unterscheidung der in vielfältiger Gestalt vorkommenden Geräusche besitzt die Sprache eine große Anzahl beschreibender Ausdrücke wie z.B. säuseln, rauschen, knarren, kratzen, schleifen u.a.m. Solche, aus dem Alltag genommene Geräusche wollen wir auf einem Tonband sammeln und können schon damit verschiedene akustische Versuche anstellen: Lehnt das Kind das eine oder andere Geräusch ab? Beobachten wir bei bestimmten Geräuschen besondere körperliche Reaktionen? Haben wir bemerkt, ob unser Kind einige Geräusche mir irgendwelchen Gegenständen verbindet?

Im Rahmen der musiktherapeutischen Betreuung wurde das Gehör unseres Kindes bestimmt einer eingehenden Prüfung unterzogen. Eltern und Erzieher haben hier nun wieder die Aufgabe, dem Therapieplan des Fachmannes folgend, seine Arbeit durch Spiel und Übung mit dem Kind zu fördern und zu unterstützen. Versuchen wir z.B. mit Hilfe unseres Geräusch-Tonbandes ein Familienspiel zu arrangieren. Wer hat wohl das feinste Gehör in der Familie? Hinter verschlossener Tür wird das Tonband immer etwas leiser gestellt; wer nimmt als letzter das Geräusch wahr? Auch das sprachbehinderte Kind drückt durch seine Mimik ganz deutlich aus, ob es ein Geräusch noch hört oder nicht. Wir können auch Geräusche aufnehmen, zu denen wir bildliche Darstellungen haben, also etwa ein fahrendes Auto, ein bellender Hund, ein schnarchender Schläfer u.v.a. Wir spielen nun das Tonband ab, und unser Kind soll die zu dem Geräusch passenden Bilder heraussuchen.

Nehmen wir doch einmal, möglichst unbemerkt, eine fröhliche Familienrunde auf Tonband auf. Solche Aufnahmen bereiten allen ein großes Vergnügen, stellen eine nette Erinnerung dar und unser behindertes Kind kann darüber hinaus noch eine Menge davon profitieren. Mit Aufmerksamkeit verfolgt es den Ablauf des Familiengespräches, hört sich und die anderen lachen und wird sich freuen, wenn es die vertrauten Stimmen seiner Familienmitglieder erkennt.

Besondere Effekte, die auch das verschlossenste Kind aus der Reserve locken können, erzielen wir, wenn wir eine aufgenommene Stimme mit verschiedenen Geschwindigkeiten ablaufen lassen. Das Verzerrte und Ungewöhnliche einer solchen Aufnahme erregt auf alle Fälle die Aufmerksamkeit unseres Kindes. In vielen Fernsehreklamen — der Werbefachmann bedient sich in voller Absicht dieses Tricks — werden Zeichentrickfiguren (z.B. «Die Faserschmeichler», der «Cosy-Tiger», der «Substral-Sprießling» u.a.), die ja auf bildnerischem Gebiet der Tontrickaufnahme entsprechen, mit solchen Stimmen synchronisiert und wirken so auf humoristische Art auf den Konsumenten.

Ein behindertes Kind stellt in jeder Weise an den Erfindungsreichtum seiner Eltern und Erzieher enorme Anforderungen. Das lustigste Spiel, das schönste Buch, die interessanteste Beschäftigung verliert oft bald seinen Reiz, wenn wir uns nicht dauernd bemühen, für unser Kind neue Betätigungsbereiche zu erschließen. Die verschiedenen Möglichkeiten, die uns die Medien bieten, wollen wir also, soweit wir dazu in der Lage sind, ausnützen.

Die Stereophonie gehört z.B. auch zu den Erscheinungen, die unserem Kind eine erhöhte Aufmerksamkeit abverlangen und merklich zur Schärfung seines Gehörs beitragen kann. Der Terminus «Stereophonie» bezeichnet eine elektro-akustische Übertragungstechnik, die mit Hilfe zweier oder mehrerer Übertragungskanäle bei der Wiedergabe von Schallereignissen ein hohes Maß an Plastizität und Prägnanz des Klangeindruckes hervorruft. Die Technik der Stereophonie beruht auf der sehr fein ausgebildeten Fähigkeit des Auseinanderhaltens von akustischen Äußerungen verschiedener Herkunftsrichtung. Stereophone Wiedergabe ist mit Lautsprechern und Kopfhörern möglich. Prüfen wir also einmal unser Kind, wieweit es dazu imstande ist, Klang aus verschiedenen Richtungen aufzunehmen. Wählen wir zu diesem Zweck technisch gute Stereoaufnahmen und eine für Stereowiedergabe besonders günstige Musik, d.h. Musik, bei der verschiedene Klangkörper in den einzelnen Kanälen erklingen. Dazu gehört z.B. die Mehrchörigkeit der italienischen Renaissance, die Concerti grossi der Barockzeit (Gegenüberstellung Solo-Tutti), aber auch zum Teil die moderne Unterhaltungsmusik, die ja von vornherein mit elektro-akustischen Mitteln arbeitet. Auch Hörspiele, und hier wollen wir wieder auf unsere Märchenplatten zurückkommen, verfehlen in einer guten Stereoaufnahme ihre Wirkung nicht.

Eine ungeheure Faszination, die aber auch bis zur Furcht reichen kann, üben Stereokopfhörer auf unsere behinderten Kinder aus. Die direkt am Ohr anliegende Schallquelle wirkt auf das Kind viel intensiver als die im Raum stehenden Lautsprecher. Verändern wir abwechselnd die Lautstärke der beiden Kanäle, können wir unter Umständen beobachten, wie sich das Kind durch eine Kopfbewegung der jeweils an seinem Ohr stärkeren Schallquelle zuwendet. Dies stellt eine äußerst wichtige akustische Reaktionsübung dar, der gewiß ein therapeutischer Wert beigemessen werden sollte.

Tonfilm und Videorecorder bergen für die Musik-Therapie natürlich eine Fülle von Auswertungsmöglichkeiten. Die Verbindung des Visuellen mit der Akustik bedeutet für den Behinderten bereits eine Erweiterung seines Gesichtskreises. Indem wir mit dem Kind aus illustrierten Liederbüchern singen oder zu akustischen Äußerungen Bilder zeigen, arbeiten wir ja schon auf diese Verbindung hin, die dann im bewegten Bild des Films eine Steigerung erfährt. Abgesehen vom Fernsehen, das in gleicher Weise auf gesunde und kranke Kinder einen besonderen Reiz ausübt, sind audiovisuelle Geräte in Familien noch wenig verbreitet, und so hat es an dieser Stelle wenig Sinn, über ihren therapeutischen Wert zu sprechen.

Können wir an unseren Behinderten gewisse geistige und manuelle Anfoderungen stellen, sollen wir allmählich damit beginnen, ihn mit der Bedienung der einzelnen Geräte vertraut zu machen. Wir schaffen damit ein Betätigungsfeld, das über die Musik hinaus als Beschäftigung für den Behinderten von großem Nutzen sein kann. Gehört es doch zu den großen Zielen der Musiktherapie, die mit Hilfe der Musik erworbenen Erfahrungen auf andere Lebensbereiche umzusetzen.

11. Musik als Beschäftigung für den Erwachsenen Behinderten — Kurze Werkübersicht als Anregung zu einer Musikbeispielsammlung

Soll Musik für den heranwachsenden Behinderten nicht nur Entspannung und Freude sein, sondern auch Beschäftigung werden, müssen wir für diesen Zweck Musikbeispiele aussuchen, die den Anforderungen, die wir an den Hirngeschädigten stellen können, gerecht werden. Nach geeigneten Gesichtspunkten ist auch die kleine Übersicht, die gleichsam nur ein ausbaufähiges Gerüst zeigt, zusammengestellt, wobei hier aus Platzgründen nur Beispiele der E-Musik berücksichtigt werden. Natürlich können dem Geschmack entsprechend auch Musikstücke der U-Musik, (einschließlich Volksmusik) herangezogen werden.

1. Erkennen eines musikalischen Themas in Melodie und Rhythmus

Die Variation

Diese Kompositionsform ist in ihren vielfältigen Erscheinungsformen besonders dazu geeignet, das Ohr zum «Zuhören» zu schulen. Das Wesentliche dabei ist für uns das Wiedererkennen eines Themas, das leicht verändert (= variiert) innerhalb eines Stückes in Erscheinung tritt.

Beispiele:

JOHANN PACHELBEL: Choralpartiten für Cembalo oder Orgel

GEORG FRIEDRICH HÄNDEL: Grobschmid-Variationen

ARCANGELO CORELLI: «La Follia»

JOHANN SEBASTIAN BACH: Passacaglia c—moll für Orgel (Thema immer im Baß)

JOSEPH HAYDN: Kaiserquartett, Hob. III/77 3. Satz Symphonie mit dem Paukenschlag, Hob. I/94

JOHANNES BRAHMS: Variationen über ein Thema von Joseph Haydn, op. 56 a

MAX REGER: Variationen und Fuge über ein Thema von Hiller, op. 100

Variationen und Fuge über ein Thema von W.A. Mozart, op. 132

GEORGES BIZET: L'Arlesienne — Suite (I)

Die Fuge

Die Fuge als höchste Kunstform der Polyphonie ist von einem charakteristischen, alle Stimmen durchlaufenden Thema geprägt. Die nacheinanderfolgenden Themeneinsätze können vom Zuhörer gut verfolgt werden. Die Kompositionstechnik der Fuge, die ihre Vollendung in J.S. Bachs «Kunst der Fuge» BWV 1080 gefunden hat, wird von den Komponisten sämtlicher musikalischer Epochen angewandt. Für unsere Zwecke werden sich zunächst Chorfugen am besten eignen, da der zum Thema gleichbleibende Text das Heraushören der Fugenstruktur erleichtert.

Beispiele:

JOHANN SEBASTIAN BACH: Magnificat BWV 243 «Sicut locutus est»
    Messe in h-moll BWV 232
WOLFGANG AMADEUS MOZART: Requiem KV 626 «Kyrie» «Cum sanctis» Chorfugen aus Messen von W.A. MOZART, J. HAYDN u.v.a.

Das Rondo

Das Rondo ist eine aus dem «Rondeau» der französischen Clavecinisten hervorgegangene Reihungsform mit wiederkehrendem Refrain und eingeschobenen Zwischenspielen (Couplets). Das Wiedererkennen des Refrains soll bei dieser Form die musikalische Aufgabe für unseren Zuhörer werden.

Beispiele:

JOSEPH HAYDN: Symphonie B-Dur, Hob. I/102
WOLFGANG AMADEUS MOZART: Konzertrondo KV 382, KV 386
LUDWIG VAN BEETHOVEN: Klaviersonate G-Dur op. 49/2 2. Satz
FRANZ SCHUBERT: Grand Rondo A-Dur, op. 107
BELA BARTOK: 3 Rondos über Volksweisen
THEODOR BERGER: Rondo ostinato

2. Erkennen einzelner Musikinstrumente im Rahmen eines Musikstückes

Konnte der Behinderte lernen, verschiedene Musikinstrumente klanglich zu unterscheiden, soll er nun die Möglichkeit haben, innerhalb eines Musikstückes einzelne Instrumente herauszuhören. Der Schwierigkeitsgrad dieser Übung wird allmählich gesteigert.

Beispiele:

Sämtliche Solo-Konzerte aus allen musikalischen Epochen (Violin-, Klavier-, Bläserkonzerte u.v.a.).

WOLFGANG AMADEUS MOZART: Klarinettenquintett A-Dur, KV 581

LUDWIG VAN BEETHOVEN: Septett, op. 20 in Es-Dur

PAUL DUKAS: Der Zauberlehrling

RICHARD STRAUSS: Till Eulenspiegels lustige Streiche, op. 28

IGOR STRAWINSKY: Geschichte vom Soldaten (für 7 Instrumente)

12. Zur Akustik der Musikinstrumente

Unter besonderer Berücksichtigung der Ausbildung der Obertöne.

1. Instrumente mit angezupften und angerissenen Saiten

Der Klang ist umso obertonreicher, je breiter die Anzupfstelle ist (Plektrum schmal, Finger — breit) und je mehr die Anzupfstelle in der Mitte der Saite liegt.

Harfe: wenig obertonreich, voller, schöner Klang, doch kann er, wie bei allen gezupften Instrumenten nicht ausgehalten werden, sondern verklingt ziemlich rasch.

Laute, Gitarre: wenig obertonreich, aber Art des Anzupfens von Bedeutung. Für den Klang (Frequenzbereich) spielt der Resonanzkörper eine Rolle. Mit Hand gezupft, weicher voller Klang.

Zither: stärker ausgeprägte Obertöne, die auch wesentlich weiter nach hohen Frequenzen hin ausgestreckt sind.

Banjo: harter, scharfer, kurzer Ton, für rhythmische Zwecke sehr geeignet, mit Plektrum gespielt.

2. Instrumente mit gestrichenen Saiten

Die gestrichene Saite hat eine sehr obertonreiche Schwingung. Bei Verwendung eines *Dämpfers* wird der Klang nicht nur schwächer, sondern es tritt auch eine wesentliche Änderung der Klangfarbe ein, da die Grundtöne auf Kosten der Obertöne bevorzugt werden. Bei *Flageolettönen* (durch leichtes Aufsetzen des Fingers an Teilungspunkten der Saite) erklingt der jeweilige Oberton der durch den Griff erzeugten Saitenlänge.

3. Instrumente mit angeschlagenen Saiten

Klavier, Flügel: voller Klang; in der Höhe heller, in der Tiefe dunkler, kurzer Nachklang.

Zahl der Obertöne von verschiedenen Komponenten abhängig: Anschlag — weich—hart; die einzelnen Obertöne klingen verschieden stark ab. Geschwindigkeit des Anschl.

Bau: moderne Instrumente weniger obertonreich. (Entwicklung Cembalo—Klavichord—Flügel)

4. Flöteninstrumente

Im allgemeinen reichen die Obertöne bei den Flöteninstrumenten nicht sehr weit hinauf. Das Klangspektrum der Obertonreihe ist vollständig. Die tieferen Töne sind obertonreicher als die höheren, da bei letzteren die Instrumentenlänge kürzer ist, was infolge der weiteren Mensur zu geringerer Obertonbildung führen muß. Mensur und Anblasedruck sind für den Klang bestimmend. Bei den übergeblasenen Tönen nehmen Zahl und Stärke der Teiltöne wieder zu.

Querflöte: Klang in der Tiefe matt, Mittellage: runder, klarer Ton, Höhe: hell bis scharf

Piccoloflöte: etwas obertonreicher

Blockflöte: obertonarm, besonders in tiefen Lagen. Klang kann nicht moduliert werden.

Labialpfeifen der Orgel: entsprechen etwa den Blockflöten

5. Rohrblattinstrumente

a) Doppelrohrblattinstrumente (Oboengruppe)

Obertonreicher Klang; feststehende Obertonbereiche bewirken näselnden Klang. In den tieferen Lagen größerer Obertonreichtum. *Oboen, Englischhorn, Fagott, Kontrafagott, Zungenstimmen der Orgel.*

b) Instrumente mit einfachem Rohrblatt (Klarinetteninstrumente)

Obertonverlauf über die ganze Tonskala hin starken Schwankungen unterworfen. Die letzten Töne vor Beginn des Überblasens zeigen einen starken Obertonabfall.

Klarinetten, Saxophon: In höheren Tonlagen tritt die Zahl der Obertöne zurück. Klang durch die verschiedenen Stimmungen bedingt. Höhe immer schärfer als Tiefe.

6. Blechblasinstrumente

Charakteristisch für diese Instrumentengruppe ist die relativ leichte Hervorbringung sehr vieler Obertöne, wodurch sie sich von den Holzblasinstrumenten unterscheiden.

a) Trompete und Kornett:

Im Trompetenklang finden sich sehr hohe Obertöne, wodurch der strahlende, metallische Ton entsteht. Vor allem im Fortissimo herrschen die höheren Teiltöne vor.

b) Horn:

Durch seinen Bau — die Röhre ist anfangs zylindrisch, erweitert sich dann aber zu dem weit ausladenden Schallbecher — besitzt das Waldhorn nur in der Tiefe höhere Teiltöne.

c) Posaune:

Das Klangspektrum zeigt in der Tiefe eine große Zahl dicht beieinander liegender Obertöne, die nach oben hin abnehmen.

7. Trommelinstrumente:

Die Membran kann durch Anschlagen mit der Hand bzw. einem Schlegel, durch Zupfen und durch Reiben zum Schwingen gebracht werden. Dies ist maßgeblich für den Klang und somit für die Ausbildung der Obertöne.
Eine breite Anschlagstelle (Hand oder gepolsterter Schlegel) reduziert die höheren Eigentöne zugunsten der tieferen. Eine kleinere Anschlagstelle (Stock) fördert ein Entstehen der höheren unharmonischen Obertöne. Mitte der Membran — tiefere Obertöne, Rand der Membran — höhere Obertöne.
Zylindertrommel, Rahmentrommel, große Trommel, Kesseltrommel, Pauke: stimmbar durch Änderung der Fellspannung; davon ist die Obertonstruktur ebenfalls abhängig.

8. Selbstklinger

Instrumente klingen selbst, brauchen keinen Resonator.

a) Schwingende Stäbe

Werden durch Anschlagen zum Schwingen gebracht. Es entsteht eine große Zahl unharmonischer Eigenschwingungen, wodurch ein deutliches Erkennen der Tonhöhe erschwert wird.
Triangel: besitzt die höchsten Obertöne aller Orchesterinstrumente

Stimmgabel: feststehender Ton nur gut erkennbar, wenn die Stimmgabel weich angeschlagen wird; bei hartem Anschlag entstehen zuviel hohe unharmonische Eigenschwingungen

Xylophon: wie bei allen schwingenden Stäben, hat auch das Xylophon weitgelagerte Obertöne, die unharmonisch zum Grundton liegen.

Metallophon: wenige, aber harmonische Obertöne, dadurch leicht erkennbarer Ton.

b) Platten

Glocken, Becken, Gong, Tamtam

Klangspektrum von der Art des Anschlagens abhängig. Mitte—Rand Teiltonspektrum verschieden dicht.

Singende Säge: In der tieferen Lage zeigt sich neben dem Grundton nur noch ein schwacher Oberton

Kastagnetten: Klangspektrum ist Geräuschspektrum

13. Schlußwort

Musiktherapie bei behinderten Kindern, Jugendlichen und Erwachsenen ist nach den Aussagen dieses Buches ein komplexes Geschehen, das auf dem Hintergrund eines in einzelnen oder mehreren Funktionen gestörten, geschädigten und dadurch behinderten Kindes zur Wirkung kommt.

Es ist eine Therapie-Methode, die eine ganz spezielle Reaktionsweise des Behinderten, eben seine Ansprechbarkeit auf Töne, Rhythmen und Melodien darstellt. Musik ist gleichsam die Bahn, die auf der Schiene «Musikalität» zur Persönlichkeit des Behinderten vordringt. Sie ist aber auch der «Verstärker» für viele Funktionen und Leistungen, die ohne Unterstützung durch Musik weniger rasch oder gar nicht an das Kind herangeführt werden könnten.

Der Musiktherapeut benötigt, um seinen Beruf erfolgreich ausüben zu können, eine professionelle Ausbildung, ohne die er quasi im «luftleeren» Raum arbeiten würde. Harte Arbeit in der Praxis mit dem Blick für das spezifische Schädigungsmuster des zu betreuenden Kindes, Taktgefühl und auch Taktik im Gespräch mit den Angehörigen, die Fähigkeit des Erklärens und des Erziehens der Angehörigen zu Co-Therapeuten sind conditio sine qua non.

Karrierefrustrierte Musiker, die ihr Versagen im erstrebten Beruf im Kontakt mit Geschädigten zu sublimieren versuchen, sind falsch am Platz. Wenn der Musiktherapeut nicht in der Lage ist, sein Tun am und mit dem Behinderten im follow-up zu verfolgen, muß seine Arbeit gleichsam im Sande verlaufen. Es ist also in jeder Hinsicht ein langdauernder Prozeß, für viele Patienten und Therapeuten ein life-long-learning. Es wäre Unsinn zu glauben, daß Musiktherapie zu heilen vermag. Das kann sie selbst unter den günstigsten Bedingungen kaum, aber sie vermag zweifellos viel: Sie kann Verkrampfungen lösen, Sperren beseitigen, Hilfen geben, über die Motivation als Verstärker dem behinderten Kind zu Erfolgserlebnissen verhelfen, die dieses ebenso braucht, wie seine Angehörigen und der Therapeut.

Musiktherapie ist und kann immer nur ein Teil, zweifellos ein wesentlicher Teil einer kurz- und langfristigen komplexen therapeutischen Strategie sein. Teil eines Konzeptes also, das zunächst erarbeitet und geplant, dann aber den zahlreichen wechselnden Faktoren angepaßt werden muß, die uns die Krankheit und ihr Verlauf selbst, der Patient und seine körperliche, seelische und geistige Entwicklung, aber auch die Menschen seiner engeren und weiteren Umwelt aufzwingen. Musiktherapie ist heute in vielen ihren Wirkungs-Mechanismen auf den behinderten Menschen, seinen Organismus und seiner Persönlichkeit noch nicht geklärt. Sie behält damit etwas von dem Geheimnisvollen, das die Kunst auch heute noch umgibt. Der erfolgreiche Musiktherapeut ist also ein Mensch, der sein biologisches Wissen, sein humanitäres Engagement mit dem Effekt eines Instrumentes verbindet, dessen Wirkungsweisen sich auch heute noch wenig fassen lassen. Das Wort «Heilkunst» bei aller Relativität des Begriffes «heilen» für das Gebiet des cerebralorganischen Hirnschadens hätte hier vielleicht noch seine Bedeutung.

Wer dabei über den Augenblickserfolg die ganze Schwere einer langjährigen Aufgabe nicht erkennt, wird diese Tätigkeit nicht im Sinne der Therapie, sondern eher zur Befriedigung seiner Eitelkeit tun. Und unter diesen Voraussetzungen wird, ja muß er schon nach kurzer Zeit Schiffbruch erleiden.

Für die Angehörigen als Co-Therapeuten gilt dasselbe. Doch sind die an sie gestellten Anforderungen um ein Vielfaches größer, haben sie doch neben dem therapeutischen Einsatz auch die ganze Fülle des Leidens ihrer Kinder zu tragen. Vielleicht sind es die Möglichkeiten über die Musiktherapie funktionale Fortschritte zu erzielen, die hier das Abgleiten in die Resignation verhindern.

Wenn dieses Buch neue Information vermittelt hat, wenn es ohne das heute übliche, manchmal geradezu schon abstoßend unehrliche «Integrations-Pathos» hinweg, Impulse zu einer schweren, anstrengenden, aber auch schönen Arbeit gibt und dazu führt, daß der Behinderte aus einer ihm verbliebenen Fähigkeit emotionalen und praktischen Gewinn empfängt, dann hat es seinen Zweck erfüllt.

Die Autoren haben als Mutter, als Therapeut und als Arzt bereits einen langen Weg hinter sich, sie sind fern von jedem irrationalem Enthusiasmus, aber immer noch glücklich über erreichte Fortschritte. Sie glauben zu wissen, wo die Schwerpunkte der Arbeit in der Musiktherapie liegen, die Gefahren ebenso, wie die Chancen, die Grenzen und die Möglichkeiten. Sie haben in ihrer musiktherapeutischen Arbeit schon mehrmals jenen ominösen Punkt erreicht, an dem es scheinbar «nicht mehr weiterging». Daß sie ihn überwanden und wie Sisiphos wieder von neuem begannen, geschah aus der Erkenntnis und der Überzeugung, daß das behinderte Kind eben eine permanente Herausforderung an seine Betreuer ist, und das nur der letztlich Erfolg haben kann und wird, der diese Herausforderung immer wieder annimmt und be-

reit und fähig ist, sein Wissen, seine Begabung, seine Zuwendung, sei-
ne Kraft und seinen Glauben an das Kind und an die therapeutische
Methode nicht für den Augenblick, den Tag, sondern für Monate und
Jahre, für ein Leben, einzusetzen.

14. Literaturnachweis

BACH, HEINZ :Sonderpädagogik im Grundriß Marhold. Berlin 1975.

BASIC, ELLY: Sedam nota sto divota. 8. Aufl. Skolska Kujiga Zagreb 1971.

CRICKMAY, MARY C.: Sprachtherapie bei Kindern mit zerebralen Bewegungsstörungen. Auf der Grundlage der Behandlung nach Bobath. Marhold, Berlin 1976.

HARRER, GERHART: Grundlagen der Musiktherapie und Musikpsychologie. Gustav Fischer, Stuttgart 1975.

HOFSTÄTTER, PETER: Psychologie. Fischer Lexikon, Frankfurt/Main, 1970.

KOELBLOED, GERRI E.F.: Melodiemerkfähigkeit bei mongoloiden Kindern. Abschlußarbeit aus dem Lehrgang für Musiktherapie an der Hochschule für Musik, Wien 1975.

KONECNY, EDITH: Psychologie. Lehrbuch der Philosophie. Braumüller, Wien 1974.

LANDAU, ERIKA: Psychologie der Kreativität. E. Reinhardt, München, Basel 1971.

RABENSTEINER, BRIGITTE: Sozialverhalten, Musikalität und visuelle Wahrnehmung bei mongoloiden Kindern. Pädiatrie u. Pädologie, Supplem. 4. Die chromosomale Aberration. Springer Verlag, Wien/New York 1975.

RETT, ANDREAS: Mongolismus — Biologische, erzieherische und soziale Probleme. Verlag Hans Huber, Bern/Stuttgart/Wien 1979.

RETT, ANDREAS, SEIDLER HORST: Das hirngeschädigte Kind. Verlag Jugend u. Volk, Wien/München 1981.

RETT, ANDREAS: Möglichkeiten und Grenzen der Musiktherapie bei geistig behinderten Kindern. In G. HARRER «Grundlagen der Musiktherapie und Musikpsychologie». Gustav Fischer, Stuttgart 1975.

RIDDER, ANGELIKA: Die Bedeutung der Klangfarbe der menschl. Stimme bei hirngeschädigten Kindern. Untersuchungsfaktor: Affektive Komponente der menschlichen Stimme. Abschlußarbeit aus dem Lehrgang für Musiktherapie der Hochschule für Musik, Wien 1974.

RIEMANN, HUGO: Musiklexikon. B. Schott's Söhne, Mainz 1967.

SKILLE, OLAV: Differentialdiagnose musikalischer Verhaltensweisen bei geistig normalen u. geistig retardierten Kindern. Musiktherapeutisches Seminar, Wien, Februar 1981. Wien.

STAEPS, HANS ULRICH: Angewandte Rhythmik, Heft 2, Atritonische Musik I, Übungen zum Hören und Erfinden in Gruppen. Verl. Doblinger, Wien/Münschen.

STAUDER, WILHELM: Einführung in die Akustik, Taschenbücher zur Musikwissenschaft. Heinrichshofen's Verlag Wilhelmshaven 1976.

STRAUCH, GÜNTER: Pädagogik, Erziehung, Psychoanalyse, Reihe Pädagogik der Gegenwart. Jugend und Volk, Wien/Münschen 1976.

THIEL, EBERHARD: Sachwörterbuch der Musik. Alfred Kröner Verlag Stuttgart 1962.

TROJAN, F.: Der Ausdruck der Sprechstimme. Eine phonetische Lautstilistik. Verlag für medizin. Wissenschaften, Wien/Düsseldorf.

WELLECH, ALBERT: Grundriß der systemat. Musikwissenschaft. Akadem. Verlagsgesellschaft, Frankfurt/Main 1963.

Anhang

Wie die Tiere sprechen 1

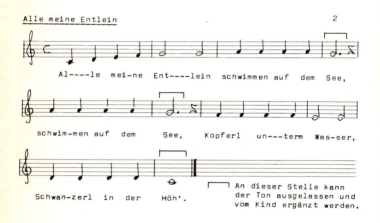

Katz sagt mi----au, Hund sagt wau---wau!
Lamm sagt bäh, bäh, Ziege macht mäh, mäh!
Biene macht summ, summ, Hum----mel brumm brumm!

Alle meine Entlein 2

Al----le mei-ne Ent----lein schwimmen auf dem See,

schwim-men auf dem See, Kopferl un---term Was-ser,

Schwan-zerl in der Höh'.

An dieser Stelle kann
der Ton ausgelassen und
vom Kind ergänzt werden.

Hänschen klein

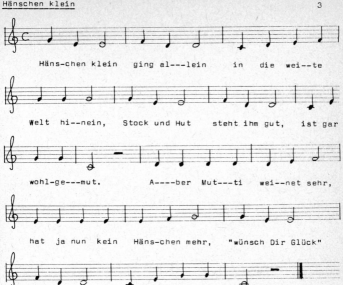

Häns-chen klein   ging al---lein   in   die   wei--te

Welt hi--nein,   Stock und Hut   steht ihm gut,   ist gar

wohl-ge---mut.   A----ber Mut---ti   wei--net sehr,

hat ja nun kein   Häns-chen mehr,   "wünsch Dir Glück"

sagt ihr Blick   "keh--re bald zu----rück!"

Summ, summ, summ

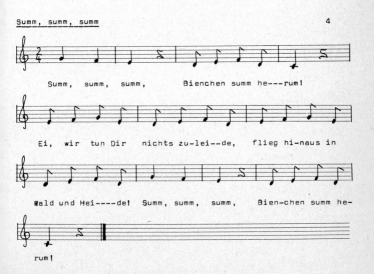

Summ,   summ,   summ,   Bienchen summ he---rum!

Ei, wir tun Dir   nichts zu-lei--de,   flieg hi-naus in

Wald und Hei----de!   Summ, summ, summ,   Bien-chen summ he-

rum!

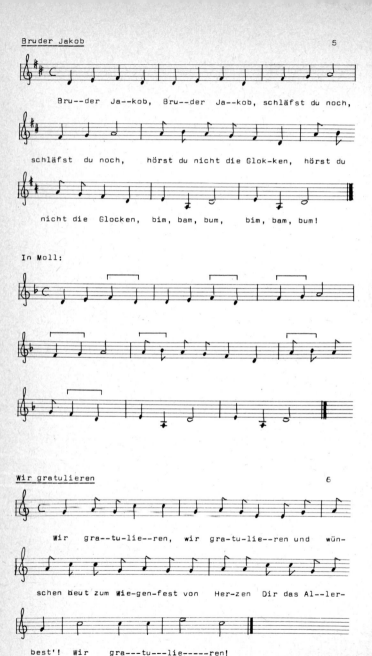

Bru--der Ja--kob, Bru--der Ja--kob, schläfst du noch,

schläfst du noch, hörst du nicht die Glok-ken, hörst du

nicht die Glocken, bim, bam, bum, bim, bam, bum!

In Moll:

Wir gratulieren 6

Wir gra--tu-lie--ren, wir gra-tu-lie--ren und wün-

schen heut zum Wie-gen-fest von Her-zen Dir das Al--ler-

best'! Wir gra---tu---lie-----ren!

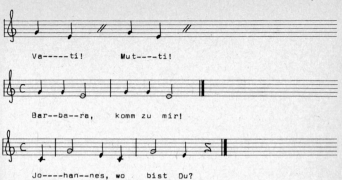

Va-----ti!   Mut----ti!

Bar--ba--ra,   komm zu mir!

Jo----han--nes, wo   bist Du?

Kuckuk   8

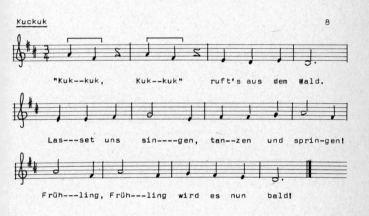

"Kuk--kuk,   Kuk--kuk"   ruft's aus dem Wald.

Las---set uns   sin----gen,   tan--zen   und sprin-gen!

Früh---ling, Früh---ling   wird es nun   bald!

Backe, backe Kuchen

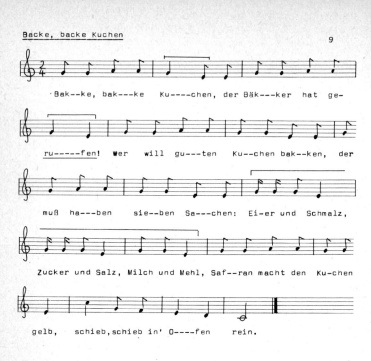

Bak--ke, bak---ke Ku----chen, der Bäk---ker hat ge-ru-----fen! Wer will gu---ten Ku--chen bak--ken, der muß ha---ben sie--ben Sa---chen: Ei-er und Schmalz, Zucker und Salz, Milch und Mehl, Saf--ran macht den Ku-chen gelb, schieb,schieb in' O----fen rein.

Winter, ade!

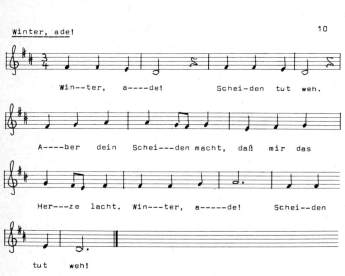

Win--ter, a----de! Schei-den tut weh. A----ber dein Schei---den macht, daß mir das Her---ze lacht. Win---ter, a-----de! Schei--den tut weh!

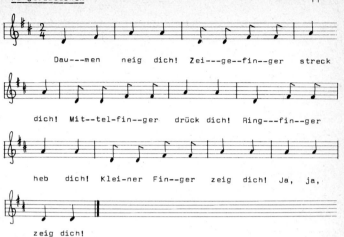

Dau---men   neig dich!   Zei---ge--fin--ger   streck

dich!   Mit--tel-fin--ger   drück dich!   Ring---fin--ger

heb   dich!   Klei-ner   Fin--ger   zeig dich!   Ja,   ja,

zeig dich!

Mach es so wie ich   12

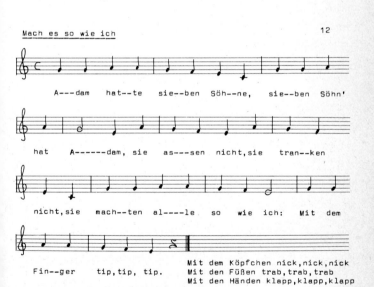

A---dam   hat--te   sie--ben   Söh--ne,   sie--ben   Söhn'

hat   A------dam,   sie   as---sen   nicht, sie   tran--ken

nicht, sie   mach--ten   al----le   so   wie   ich: Mit   dem

Fin--ger   tip, tip, tip.

Mit dem Köpfchen nick, nick, nick
Mit den Füßen trab, trab, trab
Mit den Händen klapp, klapp, klapp

Hampelmann

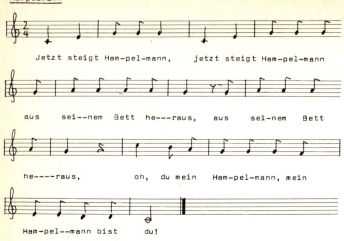

Jetzt steigt Ham-pel-mann, jetzt steigt Ham-pel-mann

aus sei--nem Bett he---raus, aus sei-nem Bett

he----raus, oh, du mein Ham-pel-mann, mein

Ham-pel--mann bist du!

Jetzt zieht Hampelmann   Jetzt zieht Hampelmann
sich seine Strümpfe an   sich seine Hose an

Jetzt zieht Hampelmann   Jetzt zieht Hampelmann
sich seine Jacke an   sich seine Schuhe an

u.s.w. beliebig fortsetzen

Hopp, hopp, hopp

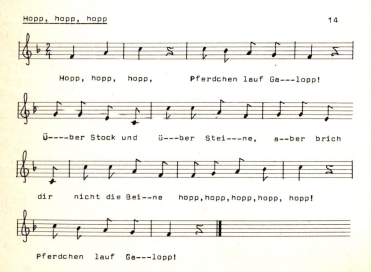

Hopp, hopp, hopp, Pferdchen lauf Ga---lopp!

Ü----ber Stock und ü---ber Stei---ne, a--ber brich

dir nicht die Bei--ne hopp,hopp,hopp,hopp, hopp!

Pferdchen lauf Ga---lopp!

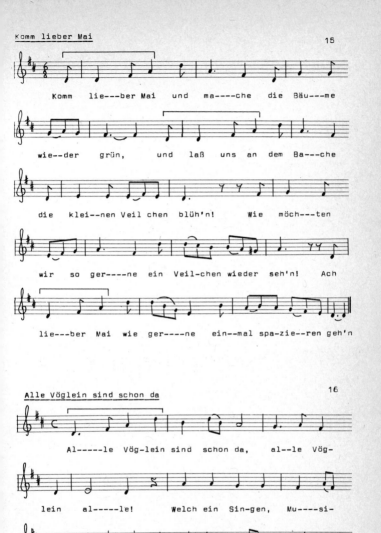

Komm lie---ber Mai und ma----che die Bäu---me

wie--der grün, und laß uns an dem Ba---che

die klei--nen Veil chen blüh'n! Wie möch---ten

wir so ger----ne ein Veil-chen wieder seh'n! Ach

lie---ber Mai wie ger----ne ein--mal spa-zie--ren geh'n

Alle Vöglein sind schon da

Al-----le Vög-lein sind schon da, al--le Vög-

lein al-----le! Welch ein Sin-gen, Mu----si-

zier'n, Pfei-fen, Zwitschern, Ti-- ri--lier'n! Frühling

will nun ein--mar--schier'n, kommt mit Sang und Schalle.

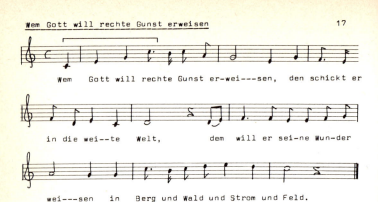

Wem Gott will rechte Gunst er-wei---sen, den schickt er in die wei--te Welt, dem will er sei-ne Wun-der wei---sen in Berg und Wald und Strom und Feld.

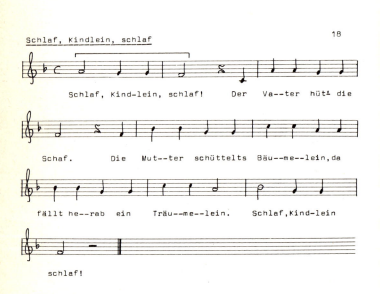

Schlaf, Kindlein, schlaf

18

Schlaf, Kind-lein, schlaf! Der Va--ter hüt¹ die Schaf. Die Mut--ter schüttelts Bäu--me--lein, da fällt he--rab ein Träu--me--lein. Schlaf,Kind-lein schlaf!

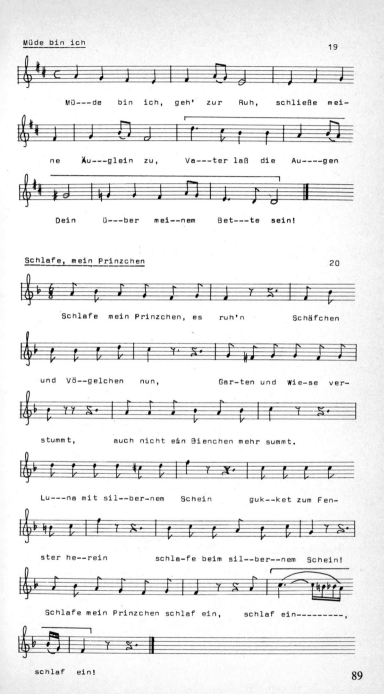

Müde bin ich

19

Mü---de bin ich, geh' zur Ruh, schließe meine Äu---glein zu, Va---ter laß die Au---gen
Dein ü---ber mei--nem Bet---te sein!

Schlafe, mein Prinzchen

20

Schlafe mein Prinzchen, es ruh'n Schäfchen
und Vö--gelchen nun, Gar-ten und Wie-se ver-
stummt, auch nicht ein Bienchen mehr summt.
Lu---na mit sil--ber-nem Schein guk--ket zum Fen-
ster he--rein schla-fe beim sil--ber--nem Schein!
Schlafe mein Prinzchen schlaf ein, schlaf ein---------,
schlaf ein!

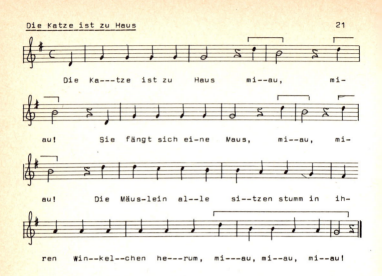

Die Ka---tze ist zu Haus mi--au, mi-au! Sie fängt sich ei-ne Maus, mi--au, mi-au! Die Mäus-lein al--le si--tzen stumm in ih-ren Win--kel--chen he---rum, mi---au, mi--au, mi--au!

Auf unsrer Wiese geht etwas 22

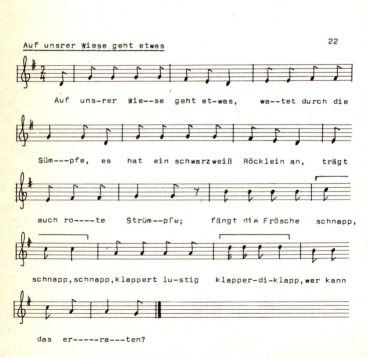

Auf uns-rer Wie--se geht et-was, wa--tet durch die Süm---pfe, es hat ein schwarzweiß Röcklein an, trägt auch ro----te Strüm--pfe; fängt die Frösche schnapp, schnapp, schnapp, klappert lu-stig klapper-di-klapp, wer kann das er-----ra---ten?

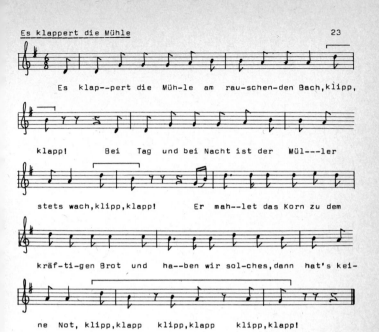

Es klap--pert die Müh-le am rau-schen-den Bach, klipp,

klapp!   Bei   Tag und bei Nacht ist der   Mül---ler

stets wach, klipp, klapp!   Er mah--let das Korn zu dem

kräf-ti-gen Brot und   ha--ben wir sol-ches, dann hat's kei-

ne Not, klipp, klapp   klipp, klapp   klipp, klapp!

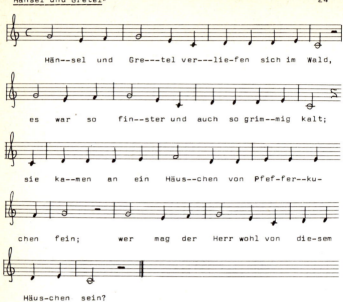

Hän--sel und Gre---tel ver---lie-fen sich im Wald,

es war so fin--ster und auch so grim--mig kalt;

sie ka--men an ein Häus--chen von Pfef-fer--ku-

chen fein; wer mag der Herr wohl von die-sem

Häus-chen sein?

Hu, hu, da schaut eine alte Hex heraus,
sie lockt die Kinder ins Pfefferkuchenhaus;
sie stellte sich gar freundlich,
o, Hänsel, welche Not!
Sie will dich backen im Ofen braun wie Brot.

Und als die Hexe zum Ofen schaut hinein,
stießen die Kinder sie in das Feuer rein;
die Hexe mußte braten,
die Kinder geh'n nach Haus,
nun ist das Märchen von Hänsel und Gretel aus!

Zehn kleine Negerlein

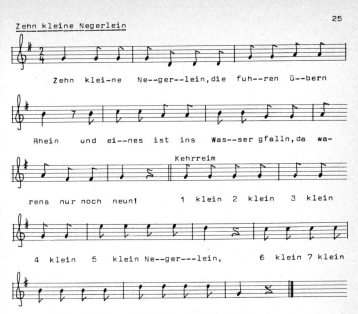

Zehn klei-ne Ne--ger--lein, die fuh--ren ü--bern
Rhein und ei--nes ist ins Was--ser gfalln, da warens nur noch neun!

Kehrreim

1 klein 2 klein 3 klein
4 klein 5 klein Ne--ger---lein, 6 klein 7 klein
8 klein 9 klein 10 klein Ne-ger--lein

Neun kleine Negerlein, die gingen auf die Jagd,
und eins hat sich im Wald verirrt, da warens nur noch acht!

Acht kleine Negerlein, die gingen in die Rüben,
und eines hat zu viel gegessen, da warens nur noch sieben!

Sieben kleine Negerlein, die gingen zu der Hex,
und eines hat sie weggehext, da warens nur noch sechs!

Sechs kleine Negerlein, die gingen ohne Strümpf,
und eines schnitt sich in die Zeh', da warens nur noch fünf!

Fünf kleine Negerlein, die spielten am Klavier,
und einem platzt das Trommelfell, da warens nur noch vier!

Vier kleine Negerlein, die kochten einen Brei,
und eines hat zu heiß gegessen, da warens nur noch drei!

Drei kleine Negerlein, die fuhr'n in die Türkei,
und eines kriegt den Sonnenstich, da warens nur noch zwei!

Zwei kleine Negerlein, die tranken Schnaps und Wein,
und eines wurde stockbetrunken, da blieb noch eins allein!

Ein kleines Negerlein, das war entsetzlich schlau,
es fuhr zurück nach Afrika und nahm sich eine Frau!

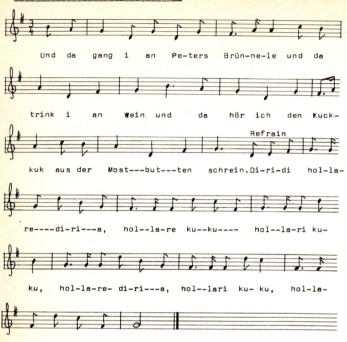

Und da gang i an Pe-ters Brün-ne-le und da

trink i an Wein und da hör ich den Kuck-

Refrain

kuk aus der Most---but---ten schrein.Di-ri-di hol-la-

re----di-ri---a, hol--la-re ku--ku---- hol--la-ri ku-

ku, hol-la-re- di-ri---a, hol--lari ku- ku, hol-la-

re---di---ri--a ----ho!

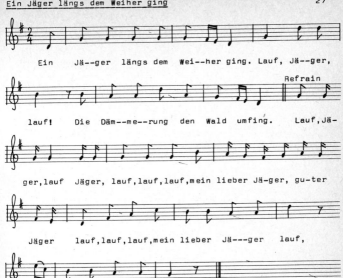

Ein Jä--ger längs dem Wei--her ging. Lauf, Jä--ger,

lauf! Die Däm--me--rung den Wald umfing. Lauf, Jä-

ger, lauf Jäger, lauf, lauf, lauf, mein lieber Jä-ger, gu-ter

Jäger lauf, lauf, lauf, mein lieber Jä---ger lauf,

mein lie-ber Jä---ger lauf!

Ein Häschen spielt im Mondenschein,
lauf, Jäger, lauf,
ihm leuchten froh die Äugelein
lauf, Jäger, lauf........

Was raschelt in dem Grase dort,
lauf, Jäger, lauf,
Was flüstert leise fort und fort?
Lauf, Jäger, lauf........

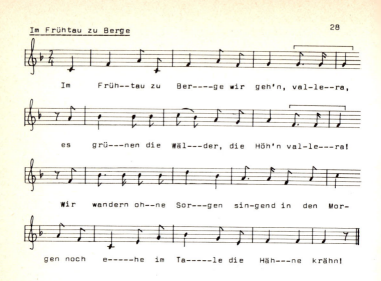

Im Früh--tau zu Ber----ge wir geh'n, val-le--ra,

es grü---nen die Wäl---der, die Höh'n val-le---ra!

Wir wandern oh--ne Sor---gen sin-gend in den Mor-

gen noch e-----he im Ta-----le die Häh---ne krähn!

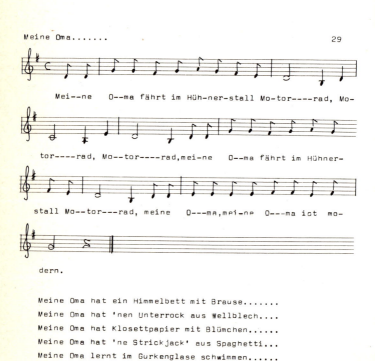

Mei--ne O--ma fährt im Hüh-ner-stall Mo-tor----rad, Mo-

tor----rad, Mo--tor----rad,mei-ne O--ma fährt im Hühner-

stall Mo--tor---rad, meine O---ma,mei-ne O---ma ist mo-

dern.

Meine Oma hat ein Himmelbett mit Brause.......
Meine Oma hat 'nen Unterrock aus Wellblech....
Meine Oma hat Klosettpapier mit Blümchen......
Meine Oma hat 'ne Strickjack' aus Spaghetti...
Meine Oma lernt im Gurkenglase schwimmen......

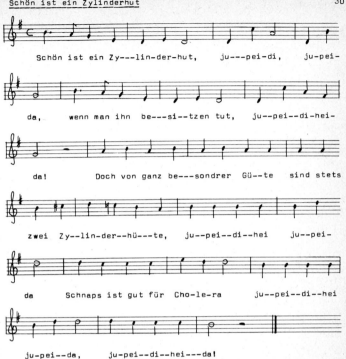

Schön ist ein Zy---lin-der-hut, ju---pei-di, ju-pei-

da, wenn man ihn be---si--tzen tut, ju--pei--di-hei-

da! Doch von ganz be---sondrer Gü--te sind stets

zwei Zy--lin-der--hü---te, ju--pei--di--hei ju--pei-

da Schnaps ist gut für Cho-le-ra ju--pei--di--hei

ju-pei--da, ju-pei--di--hei---da!

Hat man der Zylinder drei, hat man einen mehr als zwei;
Vier Zylinder, das sind grad zwei Zylinder zum Quadrat.

Fünf Zylinder reicht genau für drei Kinder, Mann und Frau;
wenn man sechs Zylinder hat, ist's ein halbes Dutzend grad.

16. Sachregister

17. Worterklärungen

Aberration: Abweichung
Aggression, aggressiv: Angriff, angriffslustig, heftig
Akustik: Lehre vom Schall
Antrieb: Ausdauer, Dynamik, Aktivität
apallisches Syndrom: Ausfall der Großhirnleistung nach Unfall oder
  Enzephalitis
Athetose, athetotisch: «wurmförmige», bizarre, unwillkürliche Bewegung
Audiometrie: Prüfung des Gehörs mit Meßgeräten
Autismus, autistisch: Kontaktarmut, In-sich-Zurückgezogensein
Autoaggression: Selbstangriff, Selbstzerstörung, Selbstbeschädigung
cerebral: vom Gehirn ausgehend
cerebrale spastische Paresen: vom Gehirn ausgehende Krampflähmung
Chorea-Athetosen: Mischung aus Chorea (= ruckartige Bewegungs-
  störungen) und Athetose
Chromatik: Tonfolge in Halbtonschritten
Chromosomale Aberrationen mit multiplen Mißbildungen: verschiedene
  seltene strukturelle Chromosomenanomalien, bei denen an einem
  bestimmten Chromosom ein Stück eines Armes fehlt (partielle Mono-
  somie) oder ein zusätzliches Stück vorhanden ist (partielle Trisomie)
Degenerative Syndrome: durch einen fortschreitenden Abbauprozeß gekenn-
  zeichnete Zustandsbilder
depressiv: antriebsschwach
Diatonik, diatonisch: Aufbau der Tonleiter aus Ganz- und Halbtonschritten
Down-Syndrom: Mongolismus
Dysraphie-Syndrom: Gruppe angeborener Anomalien, die infolge mangel-
  hafter Anlage des Rückenmarks bzw. Hemmung des Neuralrohrver-
  schlusses entstehen.
Ektodermal-Syndrome: verschiedene Formen erblicher Störungen der Haut-
  anhangsgebilde (Haare, Nägel, Schweißdrüsen, Zähne)
Enzephalitis: Hirnentzündung
Enzephalopathie: Hirnerkrankung
Erethismus, erethisch: triebhafte Unruhe
Hämatologie: Lehre vom Blut
Hydrozephalus, hydrozephal: Wasserkopf
Hypothyreose: Unterfunktion der Schilddrüse
Imponderabilien: unwägbare Faktoren
Improvisation: unvorbereitet, aus dem Augenblick heraus etwas tun
Intuition: unmittelbares Erkennen von Vorgängen und Zusammenhängen
Konzentration: bewußte Anstrengung, eine Leistung zu vollbringen
labil: schwankend, veränderlich
Logopädie: Sprachheilkunde
Makrozephalus, makrozephal: zu großer Kopf
metabolisch: stoffwechselbedingt
Mikrozephalus, mikrozephal: zu kleiner Kopf
Motorik: Bewegungen des Organismus

Mukoviscidose: erbliche Drüsenfunktionsstörung mit zystischer Bauchspeicheldrüsen- und Lungenfibrose

Perimeter: Gerät zur Bestimmung des Umfangs des Gesichtsfeldes

Perzeption: Wahrnehmung, Empfindung

physisch: körperlich

PKU: Phenylketonurie; erbliche Störung des Aminosäurestoffwechsels mit Oligophrenie (angeborene oder früherworbene Geistesschwäche)

Postenzephalitisches Syndrom: nach einer abgelaufenen Enzephalitis bestehende Symptomatik (erhöhte Reizbarkeit, Lernstörungen, Schlafstörungen, massive Hirnschädigung, Lähmungen)

pränatale Enzephalopathie: Hirnschädigung infolge vorgeburtlicher Entwicklungsstörung

psychisch: Umfassende Bezeichnung für Erscheinungen wie Verhalten, Erleben, Gefühle, Denken

psychomotorisch: Bewegungsvorgänge des Körpers mit psychischer Ursache

Psychotherapie: alle systematischen Techniken und Vorgehensweisen, mit denen versucht wird, psychische Störungen zu heilen

Retardierung: Verzögerung der geistigen und körperlichen Entwicklung

Rett-Syndrom: stoffwechselbedingtes, progredient verlaufendes hirnatrophisches Syndrom mit stereotypen Bewegungen der Arme und der Hände, herabgesetzter Mimik und Hyperammonämie

Rubinstein-Syndrom: angeborenes Fehlbildungssyndrom mit Gesichtsdysmorphie, Daumen- bzw. Großzehenmißbildung und Oligophrenie

Semantik: Bedeutungsanalyse von Wörtern, Silben oder in einer Wissenschaft verwendeter Zeichen und Symbole

sensibilisieren: empfindlich machen

Sinnesrezeption: Aufnahmefähigkeit der Sinne

Spastizität, spastisch: Krampflähmung

Stereophonie: technisches Aufnahme- und Wiedergabeverfahren über zwei getrennte Kanäle

Stereotypie: ständige Wiederholung einer Bewegung oder Verhaltensweise

stimulierend: anregend

Syndrom: Krankheitsbild, Summe von Symptomen

vegetativ: nicht dem Willen unterliegende nervliche Reaktion